나쁜 피가
내 몸을
망친다

OTONAJOSHI NO FUCHOUGA
MIRUMIRU KAIZEN SURU HON

KETSUEKI WO TOTONOETE SARASARA NI
SUREBA SUBETE KAIKETSU!
© 2018 NIINA ISHIHARA
Original Japanese edition published by
TOKUMA SHOTEN PUBLISHING CO., LTD., Tokyo.
Korean translation rights arranged with
TOKUMA SHOTEN PUBLISHING CO., LTD., Tokyo
through Danny Hong Agency.

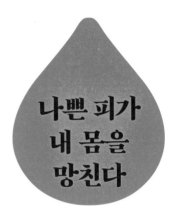

나쁜 피가
내 몸을
망친다

이시하라 니나 지음 | 정지영 옮김

쌤앤파커스

질병의 99%는
혈액과 혈관에서 시작된다

특별한 질병이 없는데도 왜 여기저기가 아프고 불편한 걸까? 나이가 들면 쑤시고 결리고 뻣뻣해지는 게 당연한 걸까? 결론부터 말하자면 그렇지 않다. 혈액과 혈관의 노화를 그냥 방치해서 나타나는 증상일 확률이 높기 때문이다.

나이 불문하고 이유 없이 무기력하고 무얼 해도 의욕이 나지 않는 증상, 원인을 알 수 없는 만성적인 편두통, 지압이나 마사지를 받아도 낫지 않는 요통 등도 마찬가지다. 이렇게 원인 모를 증상으로 고민하고 있다면, 지금 당장 혈액과 혈액의 순환, 즉 혈류에 주목해야 한다.

혈액은 혈관을 통해 온몸에 산소와 영양분을 옮겨준다. 그런데 혈액순환이 나빠지면 냉증, 결림, 통증, 피로 등 온갖 증상이 나타난다. 게다가 여성 특유의 월경 전 증후군(PMS, 월경 전에 반복적으로 발생하는 다양한 신체적, 정신적 증상 – 옮긴이)이나 여드름, 건조증 등의 피부 트러블도 혈류와 큰 관련이 있다.

특히 모세혈관은 우리 몸에서 가장 넓은 면적을 차지하는 기관으로, 다 이어붙이면 지구 2바퀴 반을 돌 수 있는 길이다. 그런데 그 모세혈관이 20대부터 줄어들기 시작해 60대가 되면 무려 40%나 소멸한다는 사실을 아는가! 손발이 차갑고, 피부가 칙칙해지고, 머리카락이 푸석해지는 것은 물론이고, 내장기관이 자주 고장을 일으키는 것 역시 모세혈관의 소멸로 우리 몸이 말단까지 영양분을 충분히 공급하지 못하기 때문이다.

그런데 다행히도, 사라진 모세혈관은 다시 되살릴 수 있다! 자신의 혈액, 혈류 타입에 맞게 식사법, 운동법, 생활습관을 바꾸면 가능하다. 혈액순환에 좋은 음식을 챙겨먹고, 몸을 항상 따뜻하게 유지하며, 적당한 혈자리를 주무르고 누르는 등 누구나 집에서 쉽게 실천할 수 있는 방법들을 이 책에서 소개한다.

특히 차가운 음식을 좋아하는 사람, 밤낮이 바뀐 생활을 하고 있는 사람, 폭식과 폭음을 자주 하는 사람이라면 더욱 주목하기 바란다. 이런 생활습관은 혈액을 매우 탁하게 만들기 때문이다. 그러므로 평소에 이런 생활을 하는 사람은 먼저 자신의 현재 몸 상태와 혈관, 혈류 상태를 파악하고, 혈액순환 개선을 목표로 삼아야 한다.

　　이 책에서 소개하는 모든 방법들은 누구나 실천해볼 수 있는 간단한 방법이다. 필자인 나 역시 집에서 항상 실천하는 방법들이다. 간단해 보이지만 실제로 해보면 매우 강력한 효과에 깜짝 놀랄 것이다. 하루에 몇 분만 투자하면 된다. 자신에게 알맞은 방법을 골라서 가능한 것부터 오늘 당장 시작해보자.

PART 1

질병의 99%는
혈액과 혈관에서 시작된다

두통, 어깨 결림, 냉증, 고혈압, 변비, 거친 피부 등 몸의 온갖 증상은 혈액순환만 좋아져도 개선될 수 있다. 그렇다면 혈액순환이 좋아진다는 것은 도대체 무슨 뜻일까? 우선 혈액과 혈액을 운반하는 혈관의 구조를 파악하고, 혈류를 안정시키려면 어떻게 해야 할지 그 방법을 알아보자.

—

혈관 미인은 왜 늙지 않는가?

매우 가늘지만
우리 몸에서 가장 넓은 기관

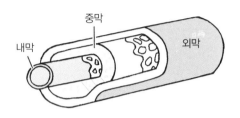

동맥, 정맥, 모세혈관

혈관은 우리 몸의 구석구석까지 혈액을 옮기는 관이다. 동맥, 정맥, 모세혈관이라는 3가지 종류로 나뉘고, 각각 중요한 역할을 담당하고 있다. 동맥은 혈액을 심장에서 몸의 각 부위로 옮기는 주요 혈관으로 산소와 영양소를 옮긴다. 반대로 정맥은 심장으로 돌아오는 혈액을 옮기는 혈관으로 이산화탄소나 노폐물을 옮긴다. 모세혈관은 이 둘을 잇는 그물 모양의 가는 혈관으로 산소와 이산화탄소, 영양소와 노폐물을 교환한다. 물론 전부 중요하지만, 모세혈관은 안지름이 0.01mm 전후로 매우 가늘어서 혈류가 정체되기 쉽다.

외막, 중막, 내막의 3중구조

동맥과 정맥의 혈관은 내막, 중막, 외막의 3중구조로 되어 있다. 외막은 혈관의 바깥쪽을 감싸고 있는 섬유성 막이고, 중막은 콜라겐을 포함한 섬유로 탄력이 있는 것이 특징이다. 내막은 가장 안쪽에 있는데, 혈액이 굳는 것을 막으며 원활하게 흐르도록 돕는다.

혈관의 종류와 역할

동맥
산소와 영양소를 운반하는 두꺼운 혈관

심장에서 온몸을 향해 산소와 영양소를 운반하는 혈관. 말단으로 갈수록 가늘어지며 모세혈관과 이어진다. 본래 신축성이 있는데, 유연했던 동맥이 딱딱해지는 것을 '동맥경화증'이라고 한다.

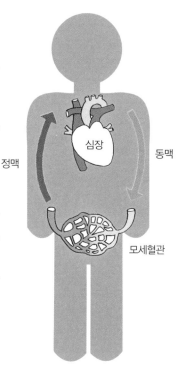

정맥
이산화탄소와 노폐물을 심장으로 되돌리는 혈관

내장기관에서 심장으로 혈액을 되돌리는 혈관. 이산화탄소나 노폐물이 포함되어 있어 암적색을 띤다. 다리의 정맥에는 중력을 거슬러 혈액을 아래에서 위로 보내는 데 필요한 판(정맥판)이 있다.

모세혈관
동맥과 정맥의 교환이 일어나는 곳

동맥과 정맥의 사이에 있으며 안지름이 0.01mm 정도로 가는 혈관. 동맥에서 운반되어온 산소, 영양소와 정맥에서 운반되어온 이산화탄소, 불순물이 교환되는 장소다.

온몸의 혈관 중
99%는 모세혈관

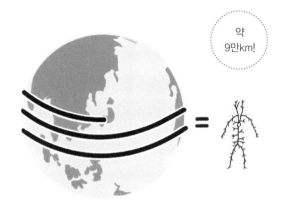

약
9만km!

온몸의 모세혈관 길이를 다 합치면 지구 2바퀴 반!

모세혈관이 줄어들면 노화가 급속도로 진행된다.

　모세혈관은 안지름이 0.01mm 정도라서 눈에 보이지 않을 정도로 가늘지만, 모든 모세혈관을 이어붙이면 약 9만km로, 지구를 2바퀴 반이나 돌 수 있는 길이가 된다. 면적으로 따지면 몸속에서 가장 넓은 장기인 셈이다. 이처럼 전신에 넓게 펼쳐져 있는 만큼 인간의 생명활동에 매우 중요한 역할을 담당하고 있다. 실제로 최근 현대의학에서는 동맥이나 정맥보다 모세혈관을 주목하고 있다. 모세혈관의 기능이 나빠지면 냉증이나 통증 같은 증상이 나타난다. 뿐만 아니라 소위 '생활습관병', 즉 안 좋은 생활습관 때문에 생기는 질병인 고혈압, 당뇨병, 심장질환 등까지 일으킨다고 알려져 있다.

모세혈관이 노화되면 이런 일이 벌어진다!

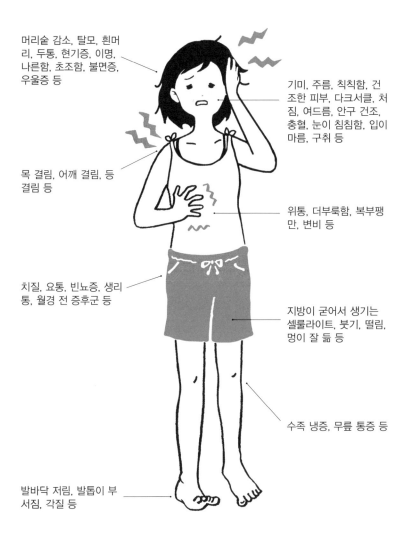

머리숱 감소, 탈모, 흰머리, 두통, 현기증, 이명, 나른함, 초조함, 불면증, 우울증 등

기미, 주름, 칙칙함, 건조한 피부, 다크서클, 처짐, 여드름, 안구 건조, 충혈, 눈이 침침함, 입이 마름, 구취 등

목 결림, 어깨 결림, 등 결림 등

위통, 더부룩함, 복부팽만, 변비 등

치질, 요통, 빈뇨증, 생리통, 월경 전 증후군 등

지방이 굳어서 생기는 셀룰라이트, 붓기, 떨림, 멍이 잘 듦 등

수족 냉증, 무릎 통증 등

발바닥 저림, 발톱이 부서짐, 각질 등

혈관의 노화는
20대부터 시작된다

노화되면 그대로 소멸된다고?

나이를 먹으면 혈관도 노화된다. 특히 모세혈관은 매우 가늘기 때문에 노화가 진행되면 그대로 소멸된다고 알려져 있다. 모세혈관이 소멸되면 어떻게 될까? 당연히 몸 구석구석에 산소나 영양분이 전달되지 않아 기미나 주름 등의 피부 트러블이 생긴다. 또한 몸이 차고 여기저기가 결리고 쑤시는 등 온갖 증상에 시달리게 된다. "저는 아직 젊어서 노화랑 상관없는데요?" 하는 사람도 있겠지만, 모세혈관의 노화는 20대부터 시작되어 60~70대가 되면 무려 40%가 사라진다고 한다. 그러니 아직 멀었다고 생각하지 말고, 젊었을 때부터 혈관건강에 신경 쓰고 노화에 대비하자.

혈류가 증가하면 모세혈관이 되살아난다.

모세혈관의 노화를 방지하려면 어떻게 해야 할까? 일단 혈액의 양을 늘리고 탁해진 혈액을 맑고 깨끗하게 개선해서 혈류를 좋게 하는 것이 핵심이다. '탁해진 혈액'은 여러 유형이 있다. 22~23쪽을 참고로 해서 지금 내 혈액은 어떤 유형인지 알아보자. 모세혈관은 일상생활 속에서 조금만 신경 써도 늘릴 수 있으므로 24쪽의 4가지 핵심 포인트를 기억해두자.

끈적끈적, 거칠거칠, 찐득찐득?

흔히 혈액상태를 맑거나 탁하다고 하는데, 탁한 혈액은 끈적
끈적한 혈액(백혈구), 거칠거칠한 혈액(혈장), 찐득찐득한 혈액(적혈구)
으로 나눌 수 있다. 액체성분인 혈장과 고체성분인 적혈구, 백혈구,
혈소판의 상태에 따라 나뉘는 것이다. 한 번에 꼭 1가지 상태만 오는
것은 아니고, 여러 가지 상태가 함께 발생하는 경우도 있다. 다음 페
이지를 보고 어떤 유형에 해당하는지 확인해보자.

혈류의 4가지 유형

끈적끈적한 혈액 – 백혈구가 엉겨 붙어 혈관을 막히게 한다.

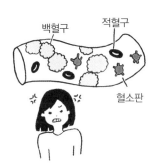

백혈구
적혈구
혈소판

백혈구의 점착성이 높아져서 백혈구끼리 엉겨 붙은 상태. 당연히 혈액의 흐름이 나빠질 수밖에 없다. 과로, 수면부족, 스트레스 등의 영향으로 활성산소가 늘어나서 발생하는 경우로, 주로 바쁜 직장인에게서 많이 나타난다.

해법

– 편안하게 쉰다.
– 잠을 충분히 잔다.
– 항산화 식품을 적극적으로 먹는다.

거칠거칠한 혈액 – 혈소판이 엉겨 붙어 뭉쳐 있다.

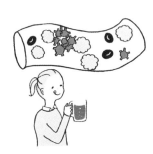

혈소판이 엉겨 붙어 뭉친 상태다. 알코올이나 당질의 과도한 섭취가 주된 원인. 이 유형인 사람은 뇌경색이나 뇌색전 등을 일으킬 가능성이 높다. 혈중 지방 수치가 높은 사람은 특히 주의해야 한다.

해법

– 맥주나 칵테일 등 당질이 높은 술을 삼간다.
– 폭음이나 폭식을 하지 않도록 주의하고, 균형 잡힌 식사를 한다.

찐득찐득한 혈액 – 혈액이 당분이나 지방분으로 찐득거린다.

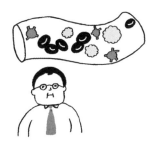

당분이나 지방, 알코올 등의 지나친 섭취로 혈장의 점도가 높아져 찐득찐득해진 상태. 동시에 적혈구가 변질되고, 적혈구끼리 엉겨 붙어 뭉친 상태다. 당뇨병 환자에게 많이 보인다.

해법

– 단 과자나 탄수화물을 피한다.
– 스낵이나 튀김 등 지방질이 많은 음식을 삼간다.
– 적절하게 유산소 운동을 하는 습관을 만든다.

깨끗하고 맑은 혈액 – 이상적인 상태의 건강한 혈액

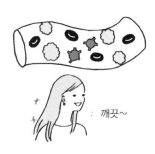

: 깨끗~

이름 그대로 혈액이 맑고 원활하게 순환하는 이상적인 상태. 혈압과 혈중 콜레스테롤 수치가 정상 범위이고 적혈구, 백혈구, 혈소판의 수치도 기준치 내에서 안정되어 있다.

해법

– 규칙적인 생활습관을 지켜 현재 상태를 유지한다.
– 이 책의 방법을 참고로 해서 혈류를 더욱 안정시키고 노화를 예방한다.

혈관나이를 젊게 되돌리는 4가지 핵심 포인트

1. 몸을 따뜻하게 유지하고, 언제 어디서나 춥지 않게 생활한다.

체온이 1℃ 내려가면 대사가 12%나 떨어진다고 한다. 몸이 차가워지면 혈류가 정체되고, 혈류의 정체는 곧 혈관의 노화로 이어진다. 평상시 몸을 따뜻하게 유지하는 생활습관을 갖는 것이 중요하다(자세한 내용은 Part 2).

2. 혈류를 증가시키는 음식을 먹는다.

과식은 몸속 노폐물을 증가시키고 배설기능을 떨어지게 해 혈액을 탁하게 만드는 원인이 된다. 따라서 배가 터질 것처럼 많이 먹지 말고, 조금 덜 먹었나싶게 먹는 것이 좋다. 또한 생강, 양파와 같이 혈류를 증가시키는 식품을 적극적으로 찾아 먹으면 혈관을 젊게 되돌릴 수 있다(자세한 내용은 Part 3).

3. 몸을 자주 주무르거나 누른다.

혈류가 좋아지는 혈자리가 따로 있다. 이곳을 자주 누르거나 주무르면 정체된 혈액이 정상적으로 잘 순환하게 된다. 평소 운동량이 부족한 사람은 가급적 몸을 활발하게 움직이는 것이 중요하다(자세한 내용은 Part 4).

4. 몸과 마음의 생기와 활력을 되찾는 데 집중한다.

스트레스도 혈류를 악화시키는 중요한 요인이다! 평상시 스트레스를 많이받거나, 풀지 못하고 쌓아두고 사는 사람은 혈액순환도 좋을 수가 없다. 스트레스 상황에서 벗어나 편안하게 쉴 수 있는 환경을 만들고, 몸과 마음의 생기를 되찾아야 한다. 그러면 혈류가 안정되고 혈관도 젊어진다(자세한 내용은 Part 5).

—

기, 혈, 수를 바로잡아야
각종 증상이 가라앉는다

기와 혈, 수의 상태가
중요한 이유

기, 혈, 수는 서로 돕는다.

동양의학에서는 사람의 생명활동에 필요한 요소를 기氣, 혈血, 수水의 3가지로 나타낸다. '기'는 눈에 보이지 않는 생명 에너지를, '혈'은 혈액과 영양소를, '수'는 수분과 림프액 등 혈액 이외의 모든 체액을 가리킨다. '수'는 몸 전체에 윤기를 주면서 동시에 체온을 조절하는 역할도 한다.

동양의학에서 말하는 '혈'은 단순히 혈액만이 아니라 혈액 속에 포함된 영양소도 함께 가리킨다. 영양소인 '혈'이 부족하면 온몸에 영양분이 골고루 퍼지지 않으므로 빈혈증상이 나타날 수 있다. 간혹 현기증을 느끼는 것처럼 말이다. 한편 '혈' 때문에 생명 에너지가 부족해져 '기'가 저하되기도 한다. 이처럼 기, 혈, 수는 서로에게 영향을 주기 때문에 어느 하나만 너무 많거나 너무 적어도 안 된다. 3가지가 균형이 맞아야 건강을 지킬 수 있다.

혈액순환을 원활하게 하려면 단순히 혈액이나 혈관 문제를 개선하는 식으로 접근할 것이 아니라 지금 자신의 몸의 균형을 파악한 다음 기, 혈, 수 중에서 부족한 것을 보충하고 정체된 부분을 풀어주어야 한다.

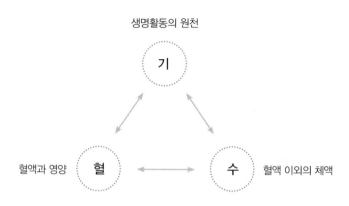

생명활동의 원천

기

혈액과 영양　혈　　　　　수　혈액 이외의 체액

기 부족하면 피로, 우울, 초조함 등이 나타난다.

눈에는 보이지 않는 생명 에너지를 말한다. 호흡, 소화, 흡수, 신경계의 기능상태도 '기'가 담당한다. '기'가 부족하면 쉽게 피로해지며, '기'의 흐름이 정체되면 쉽게 초조해지는 특징이 있다.

혈 정체되면 여기저기 아프고 결리는 증상이 나타난다.

온몸을 순환하는 혈액 및 혈액에 포함된 영양소, 그리고 혈관의 전반적인 작용을 가리킨다. '혈'이 부족하면 혈액과 체액이 부족해지고, 일어설 때 어지러움을 느끼기도 한다. '혈'이 정체되면 두통이나 생리통, 어깨 결림, 요통 등이 나타난다.

수 순환이 안 되면 체내에 열이 쌓이고 피부에 윤기가 없어진다.

몸속에 있는 혈액 이외의 수분을 가리킨다. 수분은 몸에 윤기를 주고, 몸속을 순환하면서 체온을 조절한다. '수'가 부족하면 체내에 열이 쌓여 화끈거리는 증상이 나타나며 '수'의 순환이 정체되면 잘 붓는다.

체크리스트 :
현재 내 몸은 어떤 상태일까?

아래 체크리스트에서 자신에게 해당하는 항목이 가장 많은 유형이 무엇인지 확인해보자. A~F 중에서 자신의 유형을 파악했다면 문항 옆에 표시해놓은 페이지를 펴보자. 30~41쪽에 유형에 따라 혈류를 개선할 수 있는 자세한 해법이 소개되어 있다.

A유형

- 어떤 일에도 의욕이 나지 않고, 자주 무기력하다. ·············· ○
- 조금 빠르게 걷거나 잠깐만 달려도 바로 숨이 찬다. ·········· ○
- 감기에 자주 걸린다. ·· ○
- 위장이 약해 소화가 잘 안 되고, 잘 먹지 못한다. ············ ○
- 생리통이 심하고 생리 전후에 몸이 나른하다. ················ ○

(30쪽으로!)

B유형

- 사소한 일로 금세 초조해지고 날카로워진다. ················ ○
- 감정기복이 심하다. ·· ○
- 위 혹은 복부 전체가 부푼 듯 팽만감을 느낀다. ·············· ○
- 목구멍에 뭔가가 걸린 것 같은 느낌이 사라지지 않는다. ······ ○
- 생리 전에 유방이 부풀고 하복부가 아프다. ·················· ○

(32쪽으로!)

C유형

- 일어설 때 어지럽거나 현기증이 자주 일어난다. ⋯⋯⋯⋯⋯ ○
- 손톱이 잘 깨진다. ⋯⋯⋯⋯⋯⋯⋯⋯⋯⋯⋯⋯⋯⋯⋯⋯ ○
- 피부가 건조하고 윤기가 없다. ⋯⋯⋯⋯⋯⋯⋯⋯⋯⋯⋯ ○
- 머리카락에 윤기가 없고 푸석푸석하다. ⋯⋯⋯⋯⋯⋯⋯ ○
- 생리가 항상 늦어진다. ⋯⋯⋯⋯⋯⋯⋯⋯⋯⋯⋯⋯⋯⋯ ○

(34쪽으로!)

D유형

- 어깨 결림이나 요통, 두통으로 고통받고 있다. ⋯⋯⋯⋯ ○
- 항상 다크서클이 있다. ⋯⋯⋯⋯⋯⋯⋯⋯⋯⋯⋯⋯⋯⋯ ○
- 피부에 기미가 많고, 잘 생긴다. ⋯⋯⋯⋯⋯⋯⋯⋯⋯⋯ ○
- 가슴이 자주 두근거리고, 답답하다. ⋯⋯⋯⋯⋯⋯⋯⋯ ○
- 생리통이 심하고 핏덩이가 나온다. ⋯⋯⋯⋯⋯⋯⋯⋯⋯ ○

(36쪽으로!)

E유형

- 몸이 항상 화끈거린다. ⋯⋯⋯⋯⋯⋯⋯⋯⋯⋯⋯⋯⋯⋯ ○
- 아침에 일어나면 식은땀을 흘리고 있다. ⋯⋯⋯⋯⋯⋯ ○
- 변이 딱딱하고 동글동글하다. ⋯⋯⋯⋯⋯⋯⋯⋯⋯⋯⋯ ○
- 눈, 코, 입 등의 점막이 쉽게 마른다. ⋯⋯⋯⋯⋯⋯⋯⋯ ○
- 생리주기가 짧고 생리 양이 적다. ⋯⋯⋯⋯⋯⋯⋯⋯⋯ ○

(38쪽으로!)

F유형

- 부었다는 말을 자주 듣는다. ⋯⋯⋯⋯⋯⋯⋯⋯⋯⋯⋯⋯ ○
- 단것이나 기름진 음식을 좋아한다. ⋯⋯⋯⋯⋯⋯⋯⋯⋯ ○
- 뚱뚱한 체형이다. ⋯⋯⋯⋯⋯⋯⋯⋯⋯⋯⋯⋯⋯⋯⋯⋯ ○
- 온종일 졸음과 피로가 가시지 않는다. ⋯⋯⋯⋯⋯⋯⋯ ○
- 변이 무르고 설사가 잦다. ⋯⋯⋯⋯⋯⋯⋯⋯⋯⋯⋯⋯⋯ ○

(40쪽으로!)

[A유형]
기허 - 기가 부족함

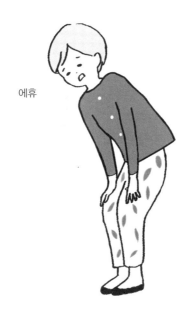

에휴

생명 에너지가 부족해서 무기력하고 피로를 잘 느낀다.

에너지의 원천이 되는 '기'가 부족하기 때문에 어떤 일에도 의욕이 없고, 항상 피로를 느끼는 유형이다. 소화기 계통의 기능이 떨어져 있어서 위장이 약하고 입이 짧은 것이 특징이다. 이런 사람은 소화가 잘되는 음식을 먹어서 에너지를 보충해야 한다.

부족한 기를 보충하는 방법

아침에 일찍 일어나서 햇볕을 쬔다.

아침에 햇볕을 쬐면 몸이 잠에서 깨어나 피로가 풀린다. 밤낮이 바뀐 생활을 하는 사람은 먼저 아침형 인간으로 생활을 바꿔보자(자세한 설명은 164쪽으로).

아침식사를 잘 챙겨 먹어 에너지를 보충한다.

우선 아침식사를 제대로 챙겨 먹어서 하루에 필요한 에너지를 확보하자. 위장이 약한 경우가 많으므로 소화가 잘되는 음식을 천천히 꼭꼭 씹어 먹는다.

'족삼리'를 누른다.

'족삼리'는 다리 정강이의 바깥쪽에 있는, 무릎 관절에서 손가락 3개만큼 아래에 있는 혈자리다. 이 혈자리를 누르면 소화와 흡수기능이 향상되므로 기허인 사람에게 추천한다.

이것만은 NG!

기는 자고 있는 동안에 많이 축적되므로 수면이 부족하면 '기허' 증상이 악화된다. 최소한 8시간은 잘 수 있도록 수면시간을 확보하자.

기체 - 기가 정체됨

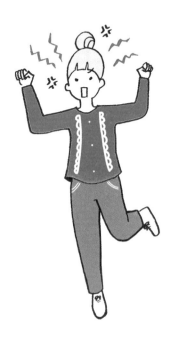

'기'의 순환이 정체되어 쉽게 짜증이 난다.

기가 정체되어 마음에 이상이 나타나는 유형. 자율신경이 잘 조절되지 않으므로 사소한 일로 짜증이 나거나 반대로 기분이 침울해지곤 한다. 감정기복이 심한 것이 특징이다.

정체된 기를 원활하게 흐르게 하는 방법

허브나 향신료를 적극적으로 먹는다.

허브나 향신료에는 기의 흐름을 촉진하는 효과가 있다. 요리에 사용하는 것은 물론 허브티를 마시거나 입욕제로 넣는 것도 추천한다(114쪽으로).

아로마 향으로 휴식하는 시간을 갖는다.

기체 유형인 사람은 스트레스를 쌓아두는 경향이 있다. 편안함을 주는 아로마 향으로 마음을 쉴 수 있는 시간을 만들자(194쪽으로).

명상이나 요가로 '깊은 호흡'을 연습한다.

명상이나 요가 등을 통해 깊은 호흡을 연습해본다. 깊은 호흡을 하면서 몸을 움직이면 기의 순환이 좋아진다. 특히 매일 밤 자기 전에 호흡연습을 하면 수면의 질도 향상된다 (192쪽으로).

이것만은 NG!

불규칙한 생활은 무엇보다 기의 순환을 악화시키는 요인이다. 생활습관이 쉽게 흐트러지는 사람은 식사시간, 수면시간 등 먼저 일정한 리듬으로 생활하는 환경을 갖추자.

혈허 - 혈이 부족함

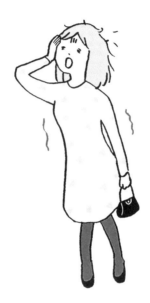

현기증이 나거나 일어섰을 때 어지러운 것은 혈이 부족하다는 신호

'혈허'란 혈이 부족한 상태를 말한다. 혈이 부족해지면 일어설 때 어지러움을 느끼거나 빈혈 증상이 나타날 수 있다. 또한 자율신경계가 무너지면 '기'에도 영향을 미치므로 주의가 필요하다. 먼저 균형 잡힌 식사를 하는 데 신경 쓰자.

부족한 혈을 보충하는 방법

충분히 자고, 푹 잔다.

밤늦게까지 깨어 있으면 혈이 소모되므로 기본적으로 일찍 자고 일찍 일어나야 한다. 늦어도 밤 12시 전에는 취침하도록 노력하자(198쪽으로).

혈을 보충하는 음식을 먹는다.

혈을 보충하는 데 좋은 음식은 간, 시금치 등이 있다. 혈을 보충하는 식품을 적극적으로 섭취한다. 무리한 다이어트는 절대 금물이다(104쪽으로).

다리와 발을 자주 누르고 문질러 혈류를 증가시킨다.

혈류의 말단인 발바닥은 쉽게 차가워지고, 혈이 부족해지기 쉽다. 발바닥을 자주 누르고 문질러 자극하면 정체되어 있던 혈액의 흐름이 좋아진다(148쪽으로).

이것만은 NG!

눈을 혹사하면 혈이 쉽게 소모된다. 컴퓨터, 스마트폰, 테블릿PC, 텔레비전을 오랫동안 보면 눈이 피로해지므로 주의하자. 특히 밤에는 전자기기를 일찌감치 꺼놓고 숙면하도록 한다.

어혈 - 혈이 정체됨

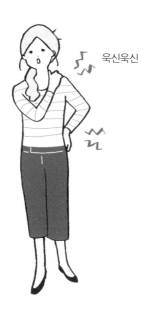

욱신욱신

다양한 이유로 혈액순환이 악화되면 어혈이 된다.

어떤 이유로 혈의 순환이 나빠진 상태를 말한다. 그러면 두통이나 어깨 결림, 목의 통증 등이 생긴다. 또한 피부가 거칠어지고 기미, 다크서클도 진해지는 등 건강과 미용 면에서 여러 가지 악영향이 나타난다. 기허, 기체, 혈허, 담습 등 다른 증상이 악화되어 어혈이 되기도 한다.

정체된 혈을 풀어주는 방법

배를 감싸거나 양말을 신어서 차가워지기 쉬운 곳을 따뜻하게 한다.

배를 따뜻하게 감싸거나 발가락 양말을 신는다. 특히 차가워지기 쉬운 발바닥이나 혈액의 흐름이 많은 배 주변을 따뜻하게 하면 온몸의 혈류가 개선된다(46쪽, 58쪽으로).

생강 홍차나 생강 코코아를 마신다.

생강이 들어간 음료를 마시면 몸이 따뜻해지고 혈류가 좋아진다. 그러면 냉증에서 오는 어혈 증상도 개선된다. 홍차나 코코아를 마실 때 생강을 넣어보자(85쪽으로).

'혈해'를 눌러서 혈액순환을 원활하게 한다.

무릎뼈 위에서 안쪽으로 손가락 3개만큼 들어간 곳이 '혈해'라는 혈자리다. 혈류가 모이는 이곳을 누르면 혈액순환이 원활해진다.

이것만은 NG!

냉증은 어혈을 부르는 최악의 원인이다. 차가운 것을 지나치게 많이 먹거나 옷을 너무 얇게 입지 말고, 에어컨을 세게 튼 공간에 오랜 시간 있지 말자. 그 외에도 몸을 차갑게 하는 행동은 가능한 한 피해야 한다.

[E유형]
음허 - 수가 부족함

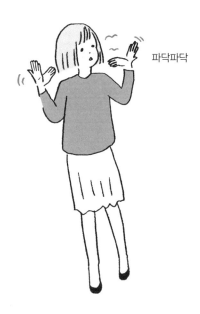

파닥파닥

얼굴이 화끈거리고 피부나 머리카락이 건조하다.

  수분이 부족하고 피부가 건조해지는 유형. 몸에 열이 쌓여서 달아오르고 머리에 피가 몰리는 상태가 된다. 또한 몸에 수분이 부족하기 때문에 피부나 머리카락이 건조해지고, 갈증을 자주 느끼는 것이 특징이다. 신장의 상태를 바로잡으면 증상이 개선된다.

부족한 수를 보충하는 방법

아침식사 메뉴를 바꾸어 위장을 쉬게 한다.

음허 유형인 사람은 위장이 약한 경우가 많다. 그러므로 아침식사 메뉴를 바꿔 위장에 휴식을 주면 좋다. 그러면 약해진 소화기능을 회복할 수 있다(88쪽으로).

목이 마를 때는 차가운 것 말고 따뜻한 음료를 천천히 마신다.

특히 음허 유형인 사람은 목이 마를 때 차가운 음료를 벌컥벌컥 마셔서는 안 된다. 목이 마르면 따뜻한 물을 천천히 마셔서 온몸을 촉촉하게 하자(44쪽으로).

간단한 스트레칭으로 몸을 편안하게 한다.

음허 유형인 사람은 신진대사가 떨어진 상태이기 때문에 몸을 적당히 움직이는 것도 효과적이다. 땀을 많이 흘리는 격한 운동은 피하고 운동 후에는 반드시 수분을 보충해야 한다(170쪽으로).

이것만은 NG!

고추 등의 향신료는 몸의 수분을 빼앗아가므로 음허 체질인 사람에게는 맞지 않다. 따뜻하고 수분이 많은 수프 등을 먹자.

담습 – 물이 정체됨

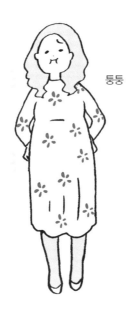

툥툥

수분이 쌓여서 얼굴이나 몸이 쉽게 퉁퉁 붓는다.

이 유형은 수분대사가 원활하게 이루어지지 않아서 필요 이상으로 많은 수분이 몸에 쌓인 유형이다. 쉽게 붓는 것이 특징이다. 수분과 함께 노폐물도 몸속에 쌓인 상태여서 여드름 같은 피부 트러블이 잘 생긴다.

정체된 수를 원활하게 흐르게 해주는 방법

수분을 지나치게 많이 섭취하지 않도록 한다.

담습 유형인 사람은 수분을 지나치게 많이 섭취하지 않는 것이 가장 중요하다. 수분은 갈증을 해소할 정도로만 마시고, 특히 차가운 물을 벌컥벌컥 들이켜는 것을 피한다(86쪽으로).

해조류나 버섯류를 많이 먹는다.

담습 유형 사람은 배설기능이 떨어져 있다. 식이섬유가 풍부한 버섯이나 해조류 등을 많이 먹어서 배설이 원활해지도록 하자.

적당한 운동으로 근력을 키우자.

몸에 근육이 적으면 대사기능을 떨어지고 특히 수분대사가 나빠진다. 속근육을 단련하는 근력운동을 하면 대사와 배설기능이 원활해진다.

이것만은 NG!

그렇지 않아도 몸에 수분이 정체되어 있는데, 염분까지 섭취하면 붓기가 더욱 악화된다. 라면처럼 염분이 많은 음식은 삼가자.

PART 2

손끝 발끝까지
온몸을 따뜻하게

여성에게 많은 냉증은 혈류를 나쁘게 하는 가장 큰 원인이다. 몸이 차가워지면 혈관이 수축되고, 혈액순환이 나빠지므로 몸을 따뜻하게 해서 혈류를 개선해야 한다.

여기에서는 특히 차가워지기 쉬운 곳을 중심으로 그 부위를 따뜻하게 하는 방법과 냉증 예방법을 소개한다. 평상시 체온 36.5℃ 이상을 목표로 해서 몸을 따뜻하게 유지하는 생활을 시작해보자.

끓인 물을
매일 천천히 마신다

효과

1. 차가워진 위장이 따뜻해지고 내장기관의 혈류가 좋아진다.
2. 내장기관의 온도가 올라가면 대사가 활발해지고, 살이 쉽게 빠진다.
3. 장의 활동이 활발해지고 변비가 해소된다.

내장기관이 따뜻해지면 지방이 잘 연소되는 체질로 바뀐다.

시간도, 돈도, 그다지 큰 노력도 들지 않고 간단하게 건강해지는 방법이 '따뜻한 물 건강법'이다. 그냥 맹물만 데워서 마시면 된다. 위장이 따뜻해지고, 혈액순환이 원활해지면서 건강과 미용에 좋은 영향을 준다.

우리는 손과 발처럼 몸의 표면이 차가워지는 것을 걱정하지만, 사실 위장 등의 내장기관도 차가워지기 쉬운 부분 중 하나다. 몸속이 차서 위장의 혈류가 나빠지면 소화불량, 변비 등이 나타날 뿐만 아니라 피부가 거칠어지고 머리카락이 푸석푸석해지는 경우도 있다. 따뜻한 물을 조금씩 자주 마셔 위장을 따뜻하게 하면 이런 증상이 개선된다. 한 가지 팁을 알려주자면, 따뜻한 물에 시나몬 같은 향신료를 첨가하면 혈액순환이 더욱 촉진되어 효과적이다.

따뜻한 물을 올바르게 마시는 방법

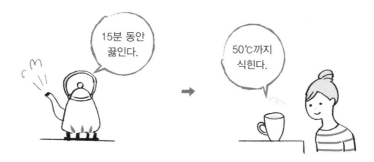

1. 주전자에 물을 넣고 끓인다.

2. 팔팔 끓었다면 약불로 줄이고 그대로 15분 동안 둔 뒤 불을 끈다.

3. 그대로 놔두어 50℃ 정도까지 식힌 후에 천천히 마신다. 차가운 물을 섞어서 식히지 말고, 그대로 놔두고 식혀야 한다.

1. 마시는 양은 하루에 700~800ml 정도를 기준으로 한다.

하루에 마시는 물의 양은 평균적으로 700~800ml를 기준으로 한다. 그러나 수분을 지나치게 많이 섭취하면 좋지 않으므로 이는 어디까지나 평균적인 기준이며, 이보다 적게 마셔도 상관없다.

2. 아침, 점심, 저녁으로 나누어 자주 마시는 것이 이상적이다.

한꺼번에 500ml를 마시지 말고 비슷한 양이면 1잔(150~200ml)씩 3번에 나누어 마시는 것이 훨씬 효과적이다. 조금씩 자주 마시라는 의미다. 아무리 애써도 물 마시는 게 괴로운 사람은, 먼저 아침에 일어나자마자 따뜻한 물 1잔 마시는 것을 목표로 삼아도 충분하다. 그리고 물을 마실 때는 단숨에 벌컥벌컥 마시지 말고, 1잔을 10분에 걸쳐 천천히 마신다. 식전이든 식후든 언제 마셔도 상관없다.

1년 365일, 하루 24시간
배를 따듯하게 감싼다

효과

1. 복대를 착용하면 코르셋을 입은 효과가 있어서 복근이나 등근육 강화에 도움을 준다. 대사가 활발해진다.
2. 신장과 방광이 따뜻해져서 붓기가 해소된다.
3. 배변이 좋아져서 다이어트 효과도 있다.

배를 감싸기만 해도 각종 증상이 개선된다.

복부에는 위와 장 외에도 수분대사를 담당하는 신장 등의 장기가 모여 있다. 따라서 복대로 배를 따뜻하게 하면 이런 장기의 기능이 활발해져서 냉증이 개선되고, 붓기가 빠진다. 변비가 사라지면서 피부결도 좋아진다.

맨살에 직접 입고, 폭이 넓은 복대를 고른다.

복대는 속옷 위가 아니라 맨살에 직접 닿는 편이 잘 흘러내리지 않아서 보온효과가 높아진다. 또한 위와 신장이 확실히 덮이도록 가슴 아래부터 엉덩이까지 덮이는 폭이 넓은 타입을 고르자.

몸을 늘 따뜻하게 하는 방법

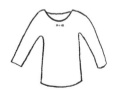

내의를 입는다.

복대를 하고 그 위에 내의를 한 겹 껴입으면 보온효과가 높아진다. 일부 기능성 내의는 보온효과가 뛰어나도 통기성이 좋지 않은 경우가 있는데, 피부가 예민한 사람은 순면 재질의 내의를 고르자.

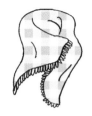

목에 항상 스카프를 두른다.

배와 마찬가지로 목도 차가워지기 쉬운 곳 중 하나다. 겨울에는 머플러를 한 겹 두르기만 해도 온몸의 따뜻함이 완전히 달라지므로 겨울철에 외출할 때는 반드시 머플러를 지참하자. 봄가을이나 에어컨이 세게 나오는 곳에서도 늘 가벼운 스카프를 둘러 목이 찬바람에 노출되지 않도록 한다.

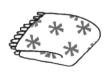

추운 곳에서는 무릎담요를 덮는다.

직장에서 일하다 보면 냉난방을 내 마음대로 조절할 수 없는 경우가 많다. 그런 환경에서 일하는 사람은 무릎담요를 준비하자. 겨울철은 물론 여름철에도 지나치게 냉방을 세게 틀어놓은 공간에서는 무릎담요를 덮어서 체온을 빼앗기지 않도록 해야 한다.

에어컨을
잠시만 꺼보자

효과

1. 냉방 때문에 안 좋아지는 혈액순환을 예방하고, 두통과 어깨 결림이 개선된다
2. 여름 냉증을 예방하고, 대사를 활발하게 한다.
3. 실내외의 온도 차를 적당하게 유지하면 냉방병을 예방할 수 있다.

여름철에 더위를 먹거나 몸이 차가워지지 않도록 한다.

'여름 냉증'으로 고생하는 여성이 늘고 있다. 여름 냉증은 여름철에도 항상 몸이 차가운 증상을 말한다. 이것은 지나친 수분 섭취와 너무 낮은 실내 온도가 원인이다. 에어컨을 세게 튼 공간에 오랜 시간 있으면, 우리 몸은 몸의 열이 밖으로 나가지 못하도록 막기 위해 혈관을 수축시킨다. 이로 인해 혈액순환이 정체되어 냉증, 두통, 피로 등의 증상이 나타난다.

실내외의 온도 차이가 심하면 자율신경의 균형이 무너진다. 그래서 기본적으로 에어컨을 틀지 않는 생활에 익숙해지는 것이 가장 이상적이다. 그러나 무더운 날에 에어컨을 틀지 않고 있으면 열사병에 걸릴 우려가 있다. 선풍기나 에어 서큘레이터 등으로 공기를 순환시키고, 실내를 외부 기온보다 3~4℃만 낮게 유지하자.

냉방을 너무 세게 튼 곳에 오래 있을 때의 대처법

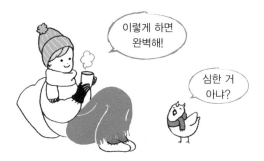

이렇게 해보자

1. 무릎 담요나 겉옷을 두른다.
2. 숄을 둘러서 목을 따뜻하게 한다.
3. 따뜻한 음료나 음식을 먹는다.
4. 1시간에 한 번 어깨를 돌린다.
5. 집에 돌아온 후 반드시 따뜻한 물에 목욕한다.

엉치뼈 위에
손난로를 붙인다

효과

1. 내장기관과 연결되는 신경이 활발해져서 온몸의 혈류가 좋아진다.
2. 몸이 안쪽부터 따뜻해지므로 기초체온이 올라가고 병에 잘 걸리지 않는다. 게다가 요통, 어깨 결림, 권태감이 개선되고 살이 잘 빠지는 체질이 된다.

엉치뼈를 따뜻하게 하면 하반신의 고민이 해결된다.

엉치뼈는 골반의 중앙 부근에서 있으면서 척추의 가장 아랫부분과 이어지는 삼각형의 뼈다. 엉치뼈에는 8개의 구멍이 있고 그곳에서 내장기관으로 이어지는 신경이 나온다. 따라서 엉치뼈가 차가우면 그 신경들의 기능이 떨어져서 몸에 각종 증상이 생긴다.

엉치뼈를 따뜻하게 하면 내장기관으로 이어진 신경이 활발해짐과 동시에 엉덩이 주변 전체가 따뜻해져서 혈류가 증가한다. 하반신의 붓기, 어깨 결림, 권태감 등이 개선되는 등 유익한 효과를 많이 얻을 수 있다. 그중에서도 요통에 즉효가 있다. 게다가 이 방법은 엉치뼈 부분이 덮이도록 속옷 위에 손난로를 붙이기만 하면 되므로 누구나 쉽게 해볼 수 있다.

엉치뼈에 손난로 붙이는 방법

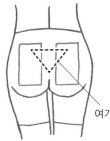

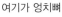
작은 손난로인 경우
엉치뼈의 역삼각형 모양의 좌우 모서리를 덮도록 작은 손난로 2개를 세로로 붙인다.

여기가 엉치뼈

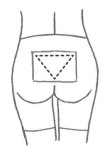

큰 손난로인 경우
엉치뼈가 충분히 덮이도록 엉덩이가 갈라지는 곳까지 가로로 붙인다.

물주머니나 탕파를 이용해도 좋다.

42~45℃의 물을 물주머니나 탕파에 넣는다. 엎드려 누운 자세로 엉치뼈 위에 올려놓으면 몸이 따뜻해진다.

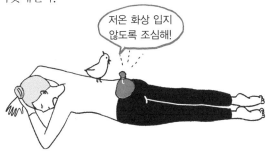

손으로 1분 동안
눈을 덮는다

효과
1. 눈 주변의 혈류가 좋아져서 다크서클이 개선된다.
2. 안구 건조의 예방과 개선에도 효과를 발휘한다.
3. 눈꺼풀의 붓기를 빼주어 눈이 선명해진다.

스마트폰을 너무 오래 보면 눈과 눈 주변의 혈류가 정체된다.

컴퓨터나 스마트폰 화면을 지나치게 오래 보면 눈이 피로해 진다. 특히 어두운 곳에서 구부정한 자세로 보는 것은 최악이다. 눈이 피로하면 눈 주변의 혈류가 나빠지고 눈꺼풀이 부을 뿐만 아니라 다크서클, 안구건조증 등 다양한 증상이 생긴다.

양손으로 눈을 감싸기만 하면 되는 초간단 혈류개선법

눈의 피로를 푸는 가장 좋은 방법은 눈을 따뜻하게 해주는 것이다. 손바닥을 서로 비벼서 따뜻하게 만든 뒤 손바닥으로 눈 전체를 덮어서 눈두덩이를 따뜻하게 한다. 눈이 피로하게 느껴질 때 해주면 효과적이다. 자주 해도 좋다. 특히 취침 전에 눈을 따뜻하게 하면 편안하게 잠들 수 있으므로 추천한다.

눈을 따뜻하게 하는 방법

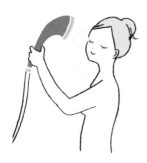

샤워할 때 샤워기로 눈 주위에 따뜻한 물을 뿌린다.

42℃ 정도의 약간 따끈한 물을 틀고 눈을 감은 상태에서 눈 주변에 5~6분 동안 뿌려주면 샤워기의 수압이 더해져 눈가의 혈액순환이 촉진된다. 단, 눈이 다치지 않도록 샤워기의 수압을 너무 강하지 않게 조절하고, 반드시 눈을 감고 하자.

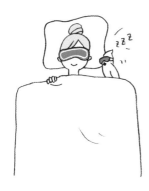

따뜻한 '아이마스크'를 대고 잠을 잔다.

자기 전에 따뜻한 아이마스크를 대고 자면 눈의 혈류가 개선됨은 물론이고, 숙면을 돕는 효과도 있다. 따끈하게 데운 수건(55쪽 참고)을 사용해도 된다.

뜨거운 수건을
목과 어깨에 댄다

효과
1. 목과 어깨의 혈류가 좋아져서 통증이나 뻐근함이 완화된다.
2. 자율신경이 조절되어 푹 잘 수 있다.
3. 근육의 긴장이 풀려서 몸도 마음도 편안해진다.

일상적으로 목과 어깨를 따뜻하게 하면 뻐근함이 풀린다.

만성적으로 목이나 어깨가 뭉쳐 있고 뻐근한 사람들이 많다. 이런 증상은 지압이나 마사지를 받으면 조금 호전된 듯해도 며칠 안 가 금세 본래대로 돌아가곤 한다. 이것은 오랜 시간 나쁜 자세로 있어서 부분적으로 혈액순환이 안 좋아진 탓이다.

나쁜 자세로 장시간 책상에 앉아서 일하는 사람은 일상의 생활습관이 원인이므로 한 달에 한 번 정도 전문가의 시술을 받는다고 해서 증상이 쉽게 개선되지는 않는다. 그것보다 매일 환부를 따뜻하게 하는 습관을 들이는 편이 더 효과적이다.

뜨거운 수건으로 목과 어깨를 자주 따뜻하게 해주면 혈액순환이 좋아지는 것은 물론 경직된 근육이 풀려서 몸과 마음이 편안해진다. 자기 전에 하면 숙면을 돕는 효과도 얻을 수 있다.

뜨거운 수건 만드는 법

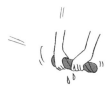

1. 수건을 물에 적신 다음 꽉 짠다. 더 이상 물이 나오지 않을 때까지 확실히 짜야 한다.

2. 전자레인지(500W 기준)에서 약 1분간 데운다.

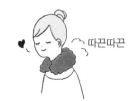

따끈따끈

3. 수건을 펼쳐서 적당한 온도로 식힌다.

4. 적당한 온도가 된 수건을 목과 어깨에 댄다. 이것을 3~5번 반복한다.

주의할 점!

- 수건에 물기가 많으면 너무 뜨거워서 손으로 잡을 수가 없다. 최대한 꽉 쥐어짠 다음 전자레인지에 넣고 데우자.
- 수건을 지나치게 오래 가열하면 상당히 뜨거워진다. 화상을 입지 않도록 주의한다. 반드시 수건을 펼쳐서 적당한 온도로 식힌 다음 목이나 어깨에 갖다 대야 한다.

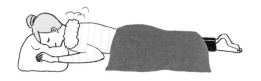

페트병으로
목을 따뜻하게 한다

효과
1. 뇌로 가는 혈액순환이 원활해지고 뇌간이 활성화된다. 심장병, 뇌경색을 예방하고 무릎 통증, 류머티즘 등을 완화한다.
2. 목의 근육이 풀려서 틀어진 부분이 바로잡히고, 얼굴이 작아진다.

목을 따뜻하게 하면 뇌간이 활성화되어 자가 치유력이 높아진다.

목을 따뜻하게 해서 목 주위의 혈액순환이 원활해지면 굳어지고 결린 증상이 완화됨은 물론, 뇌경색 예방이나 고혈압, 관절통증, 변비에 이르기까지 몸의 온갖 증상이 개선된다. 그 이유는 경추(척추부터 이어진 목뼈)가 전신 건강의 열쇠를 쥐고 있기 때문이다.

경추는 잘 변형되는 부위로 알려져 있는데, 목을 따뜻하게 하면 비뚤어진 경추를 바로잡는 데 도움이 된다. 비뚤어진 경추가 제자리를 찾으면 뇌로 가는 혈류가 좋아지기 때문에 뇌의 중추신경을 담당하는 뇌간이 활성화된다. 그러면 뇌간의 기능저하로 발생할 수 있는 심장병과 뇌경색을 예방할 수도 있다. 또한 자가 치유력이 높아지므로 온갖 불편을 개선하는 데 도움이 된다.

페트병을 이용해 목을 따뜻하게 하는 법

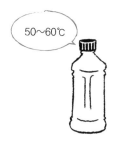

50~60℃

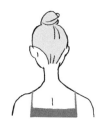

1. 따뜻한 페트병을 만든다. 내열 페트병에 50~60℃의 물을 넣고 뚜껑을 꽉 닫는다.

2. 경추를 확실히 따뜻하게 할 수 있도록 머리카락을 정리해서 목이 드러나게 한다.

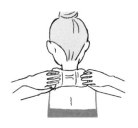

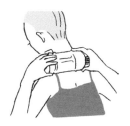

3. 후두부에서 머리카락이 나기 시작하는 곳에 페트병을 댄다. 따뜻한 페트병을 대고 천천히 누르면서 그대로 3초간 유지하고 천천히 힘을 뺀다.

4. 중앙에서 귀 뒤쪽을 향해 굴린다. 오른쪽 귀 뒤로 이동해서 천천히 누르면서 3초간 유지한다. 천천히 힘을 뺀다. 반대쪽도 똑같이 한다. 오른쪽과 왼쪽을 각각 3초씩 누르는 것을 3분 동안 반복한다.

발가락 양말을 신는다

1. 발가락 끝까지 확실히 따뜻하게 해주므로 피부온도가 올라가고 냉증을 줄여준다.
2. 발가락 사이의 땀을 양말이 흡수해주어 발 냄새를 예방한다.
3. 발가락을 많이 움직이면서 자주 스트레칭을 해주면 무지외반증을 예방하거나 개선할 수 있다.

발가락을 하나씩 감싸 냉증과 변형을 개선한다.

발가락은 심장에서 가장 먼 곳에 있기 때문에 혈액이 충분히 도달하지 못해서 쉽게 차가워진다. 발가락 양말을 신으면 발가락이 하나씩 따뜻해져서 냉증이 개선된다. 양말은 여름철에도 가급적 온종일 신고 있도록 하자.

또한 발가락 양말을 신으면 냉증이 개선되는 것 이외에도 기분 좋은 효과를 많이 볼 수 있다. 먼저 발가락을 하나씩 감싸면 각각의 발가락에 균등하게 힘이 들어가서 변형된 부위가 개선된다. 게다가 양말의 압력으로 혈류가 개선되어 붓기가 빠지고, 발가락 사이의 땀이 흡수되어 발 냄새도 예방된다. 양말의 소재나 형태에 따라서 효과가 다르므로 신경 쓰이는 부분에 맞게 선택하자.

발가락 양말을 고르는 4가지 방법

발의 변형이 걱정된다면 – 서포트 패드가 달린 타입
평발이나 발목의 어긋남을 바로잡는 모양으로, 발의 변형을
예방한다. 무지외반증을 예방하는 제품도 판매되고 있다.

붓기가 걱정된다면 – 길이가 긴 타입
붓기가 신경 쓰이는 사람은 압박하는 소재로 만들어진 양말
중 길이가 긴 것을 고르자. 압력이 가해져서 말단까지 혈액순
환이 좋아지고 다리의 붓기가 빠진다.

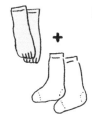

냉증이 걱정된다면 – 발가락 양말을 신은 후 일반 양말을 하나 더
발가락 양말을 신은 뒤에 일반 양말을 겹쳐 신으면 보온효과
가 더욱 높아진다.

땀, 냄새가 걱정된다면 – 실크 타입
감촉이 좋고 통기성이 좋은 실크 타입은 땀이 차지 않고 발 냄
새를 방지한다. 보온효과도 좋아 냉증도 예방된다.

수욕, 족욕을 한다

효과

1. 단시간에 몸 전체가 따뜻해지므로 냉증을 개선해주고 냉증에서 오는 관절통과 두통 등을 완화시킨다.
2. 아로마향을 함께 사용하면 마음이 진정되고 편안해진다. 불면증인 사람에게 좋다.

손발을 따뜻하게 하면 전신이 따뜻해진다.

욕조에 들어갈 시간이 없어도 곧바로 온몸을 따뜻하게 만들고 싶을 때 효과적인 것이 수욕과 족욕이다. 손발을 따뜻하게 하면 온몸의 혈류가 좋아져서 몸 전체가 따끈따끈해진다. 옷을 입은 채로 할 수 있어서 환자나 노인도 손쉽게 할 수 있다. 몸 전체를 담그는 것보다 심장에 부담이 덜하다는 장점도 있다.

수욕과 족욕의 효과를 더욱 높이고 싶다면 찬물과 따뜻한 물을 양쪽에 준비해놓고 교대로 담그는 방법을 추천한다. 40~42℃의 따뜻한 물과 10~15℃의 찬물에 교대로 담그면 냉온욕 효과가 있어 혈액순환이 더 원활해진다. 또한 따뜻한 물에 좋아하는 아로마 오일을 몇 방울 떨어뜨리면 몸과 마음이 편안해지고 숙면에도 도움이 된다.

손과 발을 따뜻하게 하면 온몸이 따끈따끈해진다!

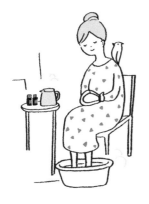

수욕, 족욕 하는 법

큼직한 대야에 발목까지 잠길 정도로 따뜻한 물을 받는다. 미지근해졌을 때 뜨거운 물을 추가할 수 있도록 준비해둔다.

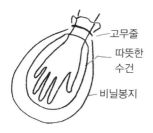

고무줄
따뜻한 수건
비닐봉지

뜨거운 수건으로 손을 감싼 후 비닐봉지에

시간이 없을 때는 뜨거운 수건(55쪽)을 만들어 손에 두른 다음 그 위에 비닐봉지를 씌우고 손목을 고무줄로 고정한다. 너무 꽉 조이지 않도록 유의한다. 뜨거운 수건이 차가워지면 비닐봉지를 벗긴다.

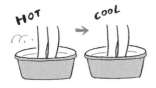

HOT → COOL

찬물과 따뜻한 물에 교대로 담근다.

40~42℃의 물에 1~2분 담근 후 10~15℃의 물에 1~2분 담근다. 교대로 하면서 6~10회 정도 반복한다.

보호대로
종아리를 따뜻하게 한다

효과

1. 발의 혈류가 좋아지면 혈압이 정상으로 돌아온다.
2. 하반신에 모인 림프의 순환이 좋아져서 만성적인 붓기가 개선된다. 얼굴이 작아지는 효과도 있다.
3. 붓기가 빠져서 발이 상쾌해진다. 코끼리처럼 부은 발에서 탈출할 수 있다.

종아리를 따뜻하게 하기만 해도 온몸의 혈류가 개선된다.

'종아리는 제2의 심장'이라는 말이 있다. 왜 발이 아니라 종아리냐고 묻는 분도 있을 것이다. 발도 물론 중요하지만, 종아리는 심장에서 운반되어온 혈액을 발끝을 향해 펌프처럼 밀어 보내는 역할을 담당하고 있기 때문이다. 종아리 근육을 통해서 말이다. 그래서 종아리가 차가워지면 그런 펌핑 기능이 떨어지므로 전신의 혈액순환이 나빠진다.

또한 종아리의 냉증은 혈류만이 아니라 림프의 순환도 정체시킨다. 그러면 림프가 하반신에 쌓여서 다리가 붓는다. 이런 증상을 개선하려면 종아리에 보호대를 착용해서 따뜻하게 해주거나 자주 움직여서 혈액순환을 원활하게 해야 한다.

종아리를 따뜻하게 하는 방법

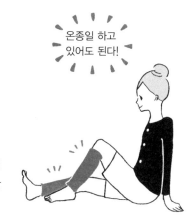

온종일 하고
있어도 된다!

쉽게 구할 수 있는 레그워머를 착용한다.

시중에서 판매하는 종아리 보호대나 레
그워머 등으로 종아리 전체를 감싸기만
해도 된다.

레그워머를 한 채 뒤꿈치를 올렸다 내렸다 하면 효과가 더욱 좋다!

레그워머를 한 채 발뒤꿈치를 올렸다 내렸다 하는 운동을 매
일 하면 효과가 더욱 좋다. 발뒤꿈치를 올렸다 내렸다 하면
종아리 근육이 수축되기 때문에 혈액을 밀어주는 펌핑 기능
이 정상화된다.

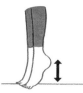

허리에 고추+생강
찜질팩을 붙인다

효과

1. 생강의 정유 성분이 요통과 근육통, 관절통 등 온갖 통증을 완화시킨다.

2. 몸을 따뜻하게 하는 생강의 효과로 혈류가 좋아지고, 붓기와 결림이 개선된다.

몸을 속부터 따뜻하게 해서 통증을 완화한다.

생강은 몸을 따뜻하게 하는 효과로 유명하지만, 그 외에 진통, 소염 효과도 있다. 생강은 피부를 통해 그 성분을 흡수시킬 수 있기 때문에 찜질팩으로 사용하면 먹는 것과 비슷한 효과를 얻을 수 있다.

특히 병원에 다녀도 좀처럼 낫지 않는 요통에는 고추+생강 찜질팩이 효과적이다. 고추에는 혈관을 확장시키는 효과와 보온 효과가 있기 때문에 생강과 고추를 조합하면 혈류를 개선하는 데 더욱 효과적이다. 부엌에 항상 있는 간단한 재료(생강, 물, 고추, 밀가루)만으로도 만들 수 있으니 꼭 한번 시도해보자.

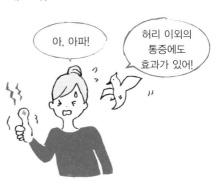

아, 아파!

허리 이외의 통증에도 효과가 있어!

고추+생강 찜질팩 만드는 법

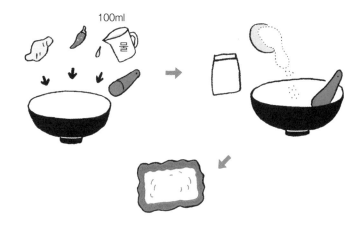

100ml
물

찜질팩 만들기

1. 빨간 고추 1개를 잘게 잘라 100ml의 물에 넣고 끓인다.

2. 절구에 1과 갈아놓은 생강 150g을 넣고 잘 섞이도록 빻는다.

3. 2에 밀가루를 조금씩 넣으면서 원하는 굳기가 될 때까지 반죽한다.

4. 마른 거즈 수건에 3을 듬뿍 바르고 허리에 올린다.

5. 20분 정도 지난 후에 떼어내고 피부를 가볍게 닦는다.

주의할 점!

허리에 올렸을 때 피부가 따갑거나 쓰리다면, 또는 화끈거리는 듯한 자극이 느껴진다면 고추와 생강의 양을 줄인다. 그래도 자극이 느껴진다면 즉시 중단한다.

곤약 찜질팩을 붙인다

효과

1. 곤약 성분이 몸의 노폐물과 독소를 흡착해 감기를 예방하고 강력한 디톡스 효과를 낸다.

2. 곤약의 열로 온찜질을 할 수 있다. 몸의 안쪽까지 따뜻해진다.

3. 내장기관이 따뜻해지고 활발하게 기능하면 위장과 신장, 간 기능이 개선된다.

곤약으로 몸속부터 따뜻하게 데운다.

곤약 찜질팩은 데친 곤약을 수건에 말아서 몸에 올리는 건강법이다. 곤약은 보온 효과가 뛰어나므로 데쳐서 몸에 올리면 몸을 속부터 천천히 따뜻하게 데워주는 찜질팩 효과를 발휘한다.

곤약으로 따뜻하게 할 부위는 간, 단전, 신장, 허리, 발바닥이다. 곤약을 2개 사용하는 경우는 간과 단전, 혹은 좌우의 신장을 함께 찜질하면 좋다. 곤약 찜질을 할 때는 몸이 차가워지지 않도록 목욕 가운을 걸치면 더 좋다.

왼쪽 옆구리에 있는 비장은 동양의학에서 내장기관의 피로를 풀고 염증을 억제하는 역할을 한다고 알려져 있다. 그런데 비장은 따뜻하게 하기보다 차갑게 해야 활발해진다. 비장에는 차가운 곤약을 수건에 말아서 올리면 좋다.

곤약 찜질팩 만드는 방법과 붙이는 방법

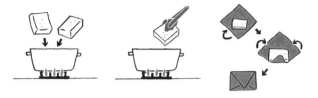

만드는 법

1. 냄비에 적당량의 물을 넣고 불을 켠 뒤 곤약을 2개 넣는다.

2. 물이 팔팔 끓고 10분이 지나면 불을 끈다.

3. 곤약을 집게로 들어 올린 후 수건으로 감싼다. 매우 뜨거운 상태이므로 절대 맨손으로 만지지 않는다. 손이 데지 않게 주의한다.

4. 처음에는 3겹으로 감싸고, 시간이 지나 곤약이 식으면 수건을 1겹씩 벗겨서 온도를 조절한다.

붙이는 법

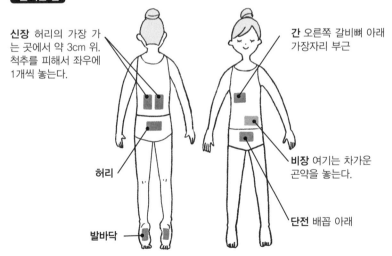

신장 허리의 가장 가는 곳에서 약 3cm 위. 척추를 피해서 좌우에 1개씩 놓는다.

간 오른쪽 갈비뼈 아래 가장자리 부근

허리

발바닥

비장 여기는 차가운 곤약을 놓는다.

단전 배꼽 아래

333 입욕법으로
몸을 따뜻하게 한다

효과

1. 단시간에 확실히 몸이 따뜻해진다.
2. 칼로리 소비량은 30분 동안 조깅을 한 것과 거의 비슷하다. 그래서 다이어트에 최적이다.
3. 쓸데없는 피지나 땀이 배출되어 디톡스 효과가 있다. 윤기 있고 촉촉한 피부를 만들어준다.

단시간에 효과적으로 몸을 따뜻하게 만드는 333 입욕법

귀찮다는 이유로 샤워만 하다 보면 냉증이 점점 심해진다. 매일 욕조에 몸을 담그는 것을 습관으로 만들어보자. 333 입욕법을 추천한다. 한번 해보면 그 효과에 깜짝 놀랄 것이다.

42℃ 정도의 따뜻한 물에 3분 동안 어깨까지 몸을 담근다. 그리고 욕조에서 나와서 3분 동안 몸을 씻는다. 그리고 다시 따뜻한 물에 3분 동안 어깨까지 몸을 담근다. 욕조에서 나와서 3분 동안 머리를 감는다. 그리고 마지막으로 다시 3분 동안 몸을 담근다. 이것이 333입욕법이다. 3분씩 3번 욕조에 들어가면, 단 9분만 욕조에 몸을 담갔음에도 불구하고 몸속까지 확실히 따뜻해지는 효과가 있다. 땀이 많이 나오므로 디톡스 효과가 있고, 노폐물이 빠져나가 피부도 보들보들해진다. 단, 뜨거운 물에 들어갔다 나오면 피부가 건조해지기 쉬우므로 입욕 후에는 보습에 신경 쓰자.

333 입욕법

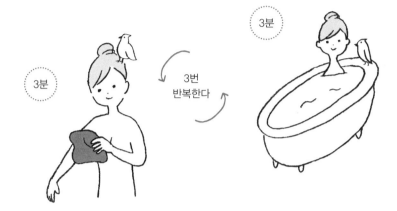

333 입욕법

1. 어깨까지 3분 동안 몸을 담근다.
2. 욕조에서 나와서 3분간 몸과 머리를 씻는다.
3. 이것을 3번 반복한다.

핵심 포인트

1. 물의 온도는 41~42℃
2. 물의 양은 어깨가 잠길 정도
3. 욕조에서 나올 때 상온의 물을 조금 마셔 수분을 보충한다.

헤어드라이어로
혈자리를 따뜻하게 한다

효과

1. 헤어드라이어의 온풍에는 뜸을 뜨는 것과 같은 효과가 있다. 혈액순환이 좋아져서 냉증이 개선된다.
2. 혈자리를 집중적으로 따뜻하게 하면 단시간에 전신이 효율적으로 따뜻해질 수 있다.

뜸 대신 헤어드라이어로 해도 효과 만점!

뜸은 약쑥을 피부에 올리고 불을 붙여서 몸의 특정 부위에 온열자극을 주는 요법으로, 혈류를 촉진해서 각종 증상을 개선하는 방법이다. 따뜻해진 부위의 혈류가 좋아져서 냉증이 개선되고 뻐근함을 푸는 데 도움을 준다.

그러나 뜸은 올바르게 사용하지 않으면 자칫 화상을 입을 우려도 있고, 집에서 혼자 하기는 좀처럼 쉽지 않다. 그래서 뜸보다는 헤어드라이어로 혈자리를 따뜻하게 해주는 방법을 추천한다.

증상에 맞게 따뜻하게 하고 싶은 혈자리에 헤어드라이어의 온풍을 대기만 하면 되므로 매우 간단하다. 아침에 외출준비를 하거나 목욕 후처럼 드라이어를 사용할 때 잠깐씩 온풍을 쐬어주는 습관을 들이면 좋다.

헤어드라이어 온풍을 쐬는 법

혈자리에 온풍 쐬는 법

헤어드라이어의 바람세기를 온풍/약풍으로 맞
추고 15~20cm 떨진 곳에서 혈류가 좋아지길
원하는 부위에 쐰다.
가볍게 움직이면서 1~2분 정도 댄다. 마친 후
에는 건조해지지 않도록 보습크림을 발라준다.

15~20cm

따뜻한 바람을 쐬면 좋은 혈자리

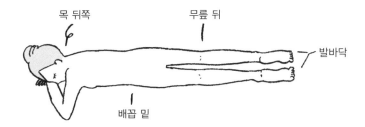

목 뒤쪽

무릎 뒤

발바닥

배꼽 밑

주의할 점!

자극이 지나치게 강한 경우가 있으므로 임산부나 고령자는 하지 않는다. 한
군데를 너무 오랫동안 쐬면 화상을 입을 수 있으므로 너무 뜨거워지지 않도
록 주의한다.

천연 소재로 된
파자마를 입는다

효과
1. 천연 소재 파자마는 보온성이 높아서 몸의 열을 잘 지켜준다. 혈액순환이 원활해져 냉증이 개선된다.
2. 촉감이 좋아서 숙면에 도움이 된다. 부드럽게 잠에 빠져든다.
3. 합성섬유에 비해 피부자극이 덜하고 통기성이 좋기 때문에 피부건강에도 좋다.

디자인보다 소재가 좋은 것을 고르자.

복슬복슬한 감촉의 합성섬유로 된 파자마나 깜찍한 원피스형 파자마 등이 많이 판매되지만, 사실 파자마를 선택할 때는 디자인보다 소재를 보고 골라야 한다. 가급적이면 실크나 면 같은 천연소재로 된 것을 고르자. 천연소재는 흡습성과 보온성이 뛰어나고 착용감도 좋다. 화학섬유로 된 것은 피부에 자극을 줄 수 있어 피부를 거칠어지게 만드는 원인이 되기도 한다.

뒤에 후드가 달린 것은 누웠을 때 걸리적거리고, 원피스형은 하반신이 차가워지므로 바람직하지 않다. 위와 아래가 나뉜 팬츠 타입의 파자마를 고르는 것이 정답이다. 또한 천연소재의 파자마를 입을 때는 속옷을 입지 말고 맨살에 입도록 하자.

천연 소재의 특징

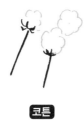

코튼

목화씨에서 채취한 섬유. 흡습성이 좋고 다른 천연섬유에 비해 비교적 저렴하게 질 좋은 제품을 구매할 수 있다. 1년 내내 입을 수 있는 것도 장점이다.

실크

누에고치에서 채취한 섬유. 보습성과 보온성이 우수해서 땀을 흘려도 끈적거리지 않는다. 감촉이 매끄러워서 착용감이 뛰어나다.

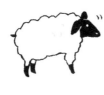

울

양털을 말한다. 스웨터나 니트 등의 원재료. 울 100%인 옷감은 보온성이 뛰어나고 통기성도 우수한 것이 특징이다. 겨울에 입으면 좋다.

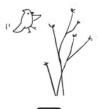

린넨

마섬유를 원료로 한 직물이다. 부드럽고 튼튼해서 세탁기에 넣고 돌려도 된다. 또한 통기성이 뛰어나고 물기가 빨리 마르므로 특히 여름에 사랑받는다.

꽉 죄는 옷을
입지 않는다

효과

1. 몸에 꽉 죄는 옷은 혈류를 압박해서 혈액순환을 방해하고 냉증을 악화시킨다. 몸을 압박하지 않는 편안한 옷을 입으면 정체된 혈류가 개선된다.
2. 몸을 움직이기가 쉬워지므로 혈류와 림프의 순환도 개선된다. 꽉 죄는 옷에서 벗어나면 전신의 혈액순환이 좋아지고 피부미용과 다이어트에도 도움을 준다.

압박은 냉증의 근원, 옷은 편안하고 여유 있게 입는다.

하체를 꽉 죄는 스키니 팬츠가 젊은 여성들 사이에서 한동안 유행이었다. 중년 여성들도 날씬해 보이기 위해 보정속옷을 많이 입는다. 스타일을 우선시한 패션이 다 나쁜 것은 아니지만, 꽉 죄는 옷이 나도 모르는 사이에 냉증의 원인이 된다. 예를 들어 손끝에 피가 났을 때 반창고를 돌돌 감아 꽉 죄어 두면 출혈이 멈추지만 손가락 끝은 적자색이 된다. 피가 잘 안 통한다는 뜻이다. 마찬가지로 몸을 꽉 죄는 옷을 입으면 그런 현상이 몸 이곳저곳에 나타난다. 여성들이 많이 신는 가느다란 하이힐도 다리의 혈류를 나쁘게 하므로 주의가 필요하다. 몸이 압박되면 혈류가 나빠지고 냉증과 고혈압을 초래하므로 꽉 죄는 옷은 가급적 입지 않도록 하자.

혈관건강을 위협하는 옷차림

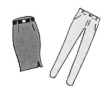

허리를 꽉 조이는 보정속옷

몸을 꽉 죄는 패션 아이템 중 으뜸이
다. 거들 등으로 복부를 지나치게 압
박하면 소화불량과 변비의 원인이
되기도 한다. 한 여배우는 시상식에
서 너무 꽉 죄는 드레스를 입었다가
호흡곤란으로 기절한 일도 있었다.

팬슬 스커트, 스키니 팬츠

신축성이 없는 타이트한 팬슬 스커
트나 스키니 팬츠는 혈관을 압박할
뿐만 아니라 몸을 움직이기 어렵게
해서 혈류가 쉽게 정체된다.

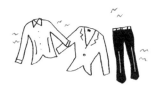

사이즈가 너무 작은 와이셔츠나 슈트

신축성이 없는 와이셔츠나 슈트는
특히 몸을 압박하기 쉬우므로 너무
작지 않은 것으로, 내 몸에 편안하게
맞는 사이즈를 고르자.

가느다란 하이힐

굽이 지나치게 가느다란 하이힐은
발끝에 몸무게가 쏠려 발이 차가워
지기 쉽다. 구두를 벗은 후 발끝을 만
졌을 때 차갑다면 냉증의 신호라고
볼 수 있다.

내 몸에 맞는
약탕 목욕을 한다

효과

1. 생강 목욕은 몸을 안쪽부터 따뜻하게 해서 보온효과가 탁월하다.
2. 무청 목욕은 혈액순환을 촉진하고 땀을 쫙 빼준다. 피부보습 효과도 있다.
3. 집에 있는 재료로 누구나 쉽게 만들 수 있으므로 경제적이다.

직접 만든 약탕으로 몸 안쪽부터 따끈하게 한다.

'약탕'이란 약품이나 약초가 들어가서 약효가 있는 물을 말한다. 약탕을 활용해 혈액순환을 원활하게 하고 몸을 안쪽부터 따뜻하게 데워주면 다양한 증상이 개선되는 효과를 볼 수 있다.

약탕에 들어가면 목욕 후 한기를 잘 느끼지 않으므로 특별한 증상이 없는 사람에게도 추천한다. 약탕이라고 하면 스스로 만들기 어려울 것 같지만, 실은 생강이나 무청 같은 식재료를 이용해서 간단히 만들 수 있다.

생강은 냉증이나 냉증에서 비롯된 관절통 등의 증상을 완화해준다. 무청은 온열 효과가 있어서 잘게 썬 후 끓여 사용하면 좋다. 무청과 우린 물을 모두 욕조에 넣고 목욕을 하면 신진대사가 활발해지고 냉증과 어깨 결림이 개선될 것이다.

약탕의 종류와 만드는 법

생강 약탕

1. 생강 1뿌리의 절반을 강판에 간다.

2. 1을 다시백이나 면포에 넣고 단단히 묶는다.

3. 욕조에 물을 받으면서 2를 담가둔다. 욕조에 몸을 담글 때 꺼낸다.

무청 약탕

  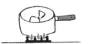

1. 무의 잎 부분을 1주 정도 햇빛에 건조한다.

2. 1을 잘게 썰어서 다시백이나 면포에 넣고 단단히 묶는다.

3. 2를 끓는 물에 넣고 20분 정도 우려낸다. 욕조에 무청과 우려낸 물을 함께 넣는다.

사우나에
5~10분만 들어간다

효과

1. 온열 자극에 따라 혈관이 확장되고 체온이 상승한다.
2. 땀을 대량으로 흘려 수독증상이 개선된다. 숙취, 두통, 어깨 결림이 줄어든다.
3. 부교감 신경이 우위가 되어 편안하게 휴식할 수 있다.

혈류를 늘려서 각종 증상을 개선하고, 디톡스에도 효과가 있다.

피곤하다고 느껴질 때는 사우나를 추천한다. 사우나의 실내는 90~110℃로 고온이므로 혈관이 확장되어 혈액순환이 급격하게 원활해진다. 몸이 따뜻해지고 면역력도 높아진다. 게다가 땀을 많이 흘리면 두통, 어깨 결림, 숙취 같은 증상도 효과적으로 완화해준다.

그러나 고온의 사우나는 심장에 부담을 주므로 고혈압이나 심장병이 있는 사람은 주의해야 한다. 그런 경우에는 잠깐씩만 들어가거나 60℃ 전후의 저온 사우나를 추천한다. 또한 사우나 후에 발부터 냉수를 끼얹거나 냉탕에 들어가는 온랭 욕은 피부의 혈류를 좋아지게 하고 신진대사를 더욱 활발하게 만든다.

사우나, 아무렇게나 하면 효과 없다

1. 먼저 온탕에 들어가 몸을 데운다.

갑자기 사우나에 들어가면 급격한 온도변화로 몸에
부담이 간다. 먼저 온탕에 들어가서 몸을 데우자.

2. 90~110℃ 실내에 5~10분 들어간다.

사우나에 5~10분 정도 들어간다.
숨이 답답한 경우에는 무리하지 말고
즉시 밖으로 나오자.

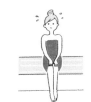

3. 미지근한 물로 샤워하거나 냉탕에 들어간다.

발부터 시작해서 천천히 위로 올라가면서
냉수를 온몸에 뿌린다. 2와 3을 적당히 반복한다.

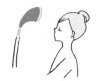

4. 사우나 후에는 수분과 염분을 보충하자.

사우나 후에는 염분이 부족할 수 있으니
다시마차나 매실장아찌 등으로 염분을 보충하자.

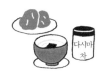

내 체질에 맞는
한방약을 먹는다

효과
> **1.** 자신의 체질에 맞게 고를 수 있어서 효과적으로 냉증을 개선할 수 있다.
> **2.** 몸의 균형이 맞춰지고, 각종 증상이 완화된다.

내 체질에 맞는 한방약으로 근본부터 바로 잡는다.

한의학에서는 개개인의 몸 상태를 기, 혈, 수의 균형을 통해 진단하고, 그 상태에 맞는 한방약을 맞춤 제작해서 겉으로 드러나는 각종 증상뿐 아니라 근본적인 체질 개선을 목표로 하고 있다.

한의학에서는 한마디로 '냉증'이라고 해도 원인에 따라 다음과 같이 4가지 유형으로 나눈다. '기허'는 에너지가 부족해서 냉증이 생기는 유형, '어혈'은 혈액순환이 좋지 않아 냉증이 생기는 유형, '수체'는 몸이 쉽게 부어서, 즉 수분이 정체되어서 냉증이 생기는 유형, '이한'은 내장기관이 차가운 유형이다. 4가지 중 자신에게 해당되는 유형에 맞게 한방약을 고르면 효과적으로 증상을 개선할 수 있다.

냉증 유형별로 추천하는 한방약

어혈 유형

혈액순환이 좋지 않아서 냉증이 생기는 유형. 혈액이 탁해지면 혈액순환이 나빠지고 어깨 결림, 두통 등이 생긴다.
추천하는 한방약 : 계지복령환(박피, 작약, 복령 등을 배합한 약). 혈액순환이 촉진되고, 머리에 피가 몰리는 것을 완화해주는 효과가 있다.

기허 유형

에너지가 부족해서 냉증이 생기는 타입. 위장 기능이 약하고 영양부족으로 온몸의 혈액순환이 나빠지고 있다.
추천하는 한방약 : 보중익기탕(황기, 인삼, 승마, 백출, 감초, 당귀, 진피, 시호 등을 배합한 약). 위장의 작용을 높이고, 체력을 회복시키는 효과가 있다

이한 유형

배가 찬 유형으로, 내장기관이 차가운 상태. 피부 표면은 따뜻한 편이라 속이 차가운지 알지 못하는 경우가 있다.
추천하는 한방약 : 인삼탕(인삼, 창출, 말린 생강 등을 배합한 약). 위장의 기능을 원활하게 하고, 내장기관의 냉증을 개선한다.

수체 유형

몸이 잘 부어서 냉증이 생기는 타입. 수분이 제대로 순환하지 않는 것이 문제다. 차가운 물을 많이 마시면 안 된다.
추천하는 한방약 : 영강출감탕(복령, 건강, 백출, 감초 등을 배합한 약). 수분의 순환을 개선한다. 하반신의 냉증을 해소한다.

PART 3

혈액순환에 좋은 음식을
올바르게 먹는 법

치킨, 라면, 달콤한 케이크 등 콜레스테롤이나 당질이 높은 식사만 하다 보면 혈액이 탁해진다. 혈액이 맑아지는 음식을, 배가 덜 부른 느낌이 드는 정도로만 먹자. 소식은 몸의 균형을 바로 잡고, 혈액순환을 원활하게 만드는 최고의 비결이다. 이번 파트에서는 어떤 음식을 어떻게 먹어야 할지 그 방법을 살펴보자.

생강을 익혀 먹는다

효과

1. 생강을 가열하면 매운맛 성분인 진저롤gingerol이 생강 오일로 바뀌어 몸을 안쪽부터 더 따뜻하게 해준다.
2. 온몸의 혈액순환이 좋아져서 통증과 결림이 개선된다.
3. 신진대사가 좋아져 다이어트와 피부미용에 도움이 된다.

혈액순환을 개선하고 몸을 중심부터 따뜻하게 해주는 생강

생강은 예로부터 약으로 사용될 정도로 건강에 좋은 성분을 많이 가지고 있다. 혈액순환을 좋게 해서 대사를 높이고 냉증, 고혈압 등 다양한 증상을 개선해준다. 생강은 가열하거나 건조시키면 유효성분의 효과가 더욱 높아진다. 생강에 포함된 매운맛 성분인 진저롤은 가열하거나 건조하면 생강 오일이라는 성분으로 바뀌는데, 생강 오일이 몸을 따뜻하게 해주는 데 효과가 더 좋다. 따뜻한 코코아나 홍차에 넣으면 매일 섭취하기 쉬워지므로 시도해보자. 한편 100℃ 이상으로 익히면 생강 오일이 사라지므로 프라이팬 등에서 직접 볶을 때는 최대한 마지막에 넣자.

익힌 생강 만드는 법

1. 생강에 물을 붓는다.

생강을 슬라이스하거나 굵게 다진 후 그릇에 담고 생강이 잠길 정도만 물을 붓는다. 물을 넣지 않고 그대로 데우면 생강이 타버리니 주의하자.

2. 전자레인지에 넣고 가열한다.

1의 그릇을 랩으로 씌운 뒤 전자레인지에서 3~4분(500W 기준) 동안 가열한다. 꺼내어 식힌 후 다양한 요리에 사용하면 된다.

생강 홍차, 생강 코코아 만드는 법

생강 홍차

찻주전자에 홍차를 넣고 우릴 때 익힌 생강을 4~5조각 추가로 넣는다. 2~3분 기다린 후 홍차를 잔에 따른다. 다진 생강인 경우 1/2스푼 정도 넣으면 된다. 기호에 따라 양을 조절한다.

생강 코코아

뜨거운 물 200ml에 무설탕 코코아 가루 1티스푼을 녹인다. 거기다 익힌 생강 1티스푼(약 5g)을 넣은 후 섞으면 완성된다. 너무 쓰면 꿀이나 흑설탕을 조금 넣는다.

수분을 지나치게 많이
섭취하지 않는다

효과

1. 수분을 지나치게 많이 섭취하면 '수독'의 원인이 된다. 적정량을 지키면 대사가 정상으로 돌아와서 몸이 붓거나 차가워지는 증상이 개선된다.
2. 살이 무르고 뚱뚱해지는 증상이 개선되고 쉽게 붓던 얼굴과 다리가 가벼워진다.

'물을 많이 마시면 예뻐진다.'는 것은 새빨간 거짓말

물을 많이 마시면 독소가 빠져나가서 체내가 깨끗해진다거나 물은 칼로리가 없으므로 많이 먹어도 된다고 생각하기 쉬운데, 이는 잘못된 생각이다. 물을 지나치게 많이 섭취하면 한방에서 말하는 '수독'이라는 증상이 생기기도 한다.

'수독'이란 기, 혈, 수 중에서 '수'가 체내에 필요 이상으로 쌓인 상황을 말한다. 수독은 냉증이나 붓기를 악화시키기도 한다. 물이 직접 지방으로 바뀌는 일은 없지만, 물이 체내에 쌓이면 당연히 체중이 증가하고 겉모습도 뚱뚱해 보인다. 따라서 물을 벌컥벌컥 마시지 말고, 조금씩 천천히 마시자. 하루에 섭취하는 모든 수분의 합을 2,000ml 이하로 유지하는 것이 좋다. 너무 찬물도 안 된다. 상온의 물을 조금씩 마시도록 유의하자.

올바르게 물을 마시는 법

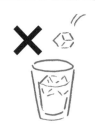

가급적 상온의 물을 마신다.

얼음까지 잔뜩 넣은 차가운 물은 몸을 차갑게 만든다. 몸이 차가워지면 혈액순환은 물론 신진대사가 원활해지지 못한다. 여름철에도 상온의 물을 마시는 습관을 들이자.

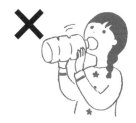

목이 마를수록 조금씩 천천히 마신다.

물을 한 번에 많이 마시면 '수독'의 원인이 되므로 목이 마를 때 조금씩 마시는 습관을 들이자. 수분은 음식을 먹을 때도 보충할 수 있으므로 억지로 물을 많이 마실 필요는 없다.

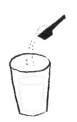

땀을 많이 흘렸다면 물에 소금을 조금 넣는다.

땀을 많이 흘리면 탈수 증상이 나타날 수 있으므로 염분도 보충할 필요가 있다. 그렇다고 해서 염분을 지나치게 많이 섭취하는 것은 또 다른 붓기의 원인이 되므로 물 500ml에 소금 1/3티스푼 정도를 기준으로 한다.

아침에
디톡스 주스를 마신다

효과

1. 과식을 하면 온몸의 혈액이 내장기관에 집중되어 말단의 혈액순환이 나빠진다. 소화가 잘되는 가벼운 메뉴로 바꿔보자. 이것만으로도 혈액순환이 개선된다.
2. 혈액 속 노폐물이 제거되어 몸속부터 깨끗해진다.

과식하면 혈액이 탁해진다.

현대인은 고단백, 고지방의 음식을 즐기는 경향이 있어 영양이 과다한 상태다. 과식하면 대사가 잘 되지 않은 물질이 체내에 쌓여 혈액이 탁해진다. 게다가 소화시키기 위해 혈류가 내장기관에 집중되므로 몸의 말단까지 도달하지 못한다.

아침 메뉴만 바꿔도 혈액순환이 개선된다.

그래서 아침 메뉴만 바꾸는 방법을 시도해보기 바란다. 그러면 위장이 쉴 수 있어 각종 증상이 개선된다. 뿐만 아니라 혈액이 깨끗해지고 순환이 원활해진다. 온몸에 깨끗한 혈액이 힘차게 돌면 냉증이 개선되는 효과도 기대할 수 있다.

아침 메뉴를 디톡스 주스로 바꾼다면

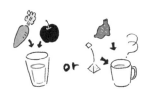

[아침] 당근+사과 주스, 생강 홍차

디톡스 효과가 좋은 당근+사과 주스를 마신다.
상온에 둔 당근 2개, 사과 1개를 적당한 크기로
잘라서 믹서에 넣고 잘 갈아준다. 차갑지 않게
마신다. 혹은 생강 홍차(85쪽)를 마신다.

[점심] 따뜻한 우동이나 메밀국수

소화가 잘되는 따뜻한 우동이나 메밀국수를 먹
는다. 소화를 촉진하는 참마 갈은 것, 정장 작
용이 있는 미역 등을 고명으로 얹어서 먹어도
좋다.

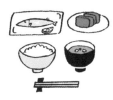

[저녁] 밥과 국, 반찬

저녁은 밥과 국, 2~3가지 반찬으로 가볍게 먹는
다. 건더기가 많은 돼지고기 된장국처럼 다양한
식재료를 이용하도록 신경 쓴다. 천천히 꼭꼭 씹
어 먹는다.

소금은 미네랄이 함유된
천연소금으로 고른다

효과

1. 천연소금에 함유된 미네랄은 혈액순환을 촉진시키고 냉증개선에 도움을 준다.
2. 철분이 보충되어 빈혈을 예방한다.
3. 교감신경을 활성화해서 피로가 회복된다.

천연소금에만 미네랄이 풍부하게 함유되어 있다.

소금을 지나치게 많이 먹는 것은 몸에 나쁘다고 여겨지는데, 소금 자체의 문제라기보다는 정제염이라는 소금의 경우에 그렇다는 것이다. 정제염은 제조과정에서 미네랄이 용해되어 사라진다. 품질표시 라벨에 '염화나트륨 99% 이상'이라고 쓰여 있는 것이 정제염이다.

한편 이런 제조법을 사용하지 않고 바람과 햇빛으로만 말리거나 구워서 만드는 소금을 '천연소금'이라고 한다. '천연소금'은 마그네슘이나 칼륨, 칼슘 같은 미네랄이 많이 함유되어 있어서 몸에 좋은 영향을 준다. 천연소금은 해염, 암염, 호염의 3가지 종류가 있는데, 해염에 미네랄이 가장 많이 들어 있다.

천연소금, 알고 먹자

품질표시를 확인하자.

천연소금인지 아닌지는 품질표시로 확인한다. 천연소금의 경우는 원재료가 해수나 천일염뿐이고, 제조방법은 천일, 평부, 소성 등이 있다. 반면 용해, 혼합 등으로 기재되어 있는 것이 정제염인데, 정제과정에서 미네랄 성분이 거의 없어진다(우리나라의 경우 '식품의 유형', '원재료명 및 함량'에 천일염 혹은 천일염 100%라고 기재되어 있다. – 옮긴이).

부드럽고 가벼운 풍미를 가진 호염

볼리비아의 우유니 소금호수 등 염수인 호수에서 채취되는 소금. 다른 소금에 비해 채취량이 적어 희소가치도 높다. 성분은 해수와 암염의 중간 정도다. 함유된 미네랄의 양이 해염보다는 적지만, 염기의 균형이 좋다. 다양한 요리에 적합하다.

색깔이 다양하고 염분이 강한 암염

암염은 해수의 염분이 결정화되어 지층이 된 것이다. 안데스 암염과 히말라야 암염이 유명하다. 성분은 산지에 따라 다르지만, 염분이 높은 것이 많다. 연한 핑크색이나 노란색 등 다양한 색깔을 띤다. 미네랄은 거의 포함되어 있지 않다.

미네랄이 풍부한 천연 해수염

바다에서 채취한 소금으로 가장 대중적이다. 제조방법은 해수를 솥에서 졸이는 평부, 바람과 햇빛으로 수분을 날리는 천일 등 다양하다. 다른 천연소금에 비해 미네랄이 풍부하다.

몸에 좋은 기름을 먹는다

효과

1. 등 푸른 생선에 든 EPA가 혈소판의 응고를 막고 혈액을 맑게 하며, 고혈압을 예방한다.
2. 기ghee 버터는 혈액을 정화하고, 냉증이나 붓기를 개선한다.
3. 올리브 오일은 지방의 흡수를 억제해준다.

등 푸른 생선에 함유된 오메가3를 적극적으로 먹자.

똑같은 기름이라고 해도 원재료에 따라 종류가 매우 다양하다. 또한 함유된 지방산의 종류에 따라 몸에 좋은 기름과 나쁜 기름이 있다. 일반적으로 요리에 자주 사용되는 샐러드유는 오메가6라는 지방산이 주성분으로, 과도하게 섭취하면 체내 세포를 손상시키는 등 몸에 안 좋은 작용을 한다고 알려져 있다.

반면 등 푸른 생선의 기름에는 EPA라는, 오메가3로 분류되는 지방산이 함유되어 있어 몸속에 들어가면 딱딱해진 적혈구의 막을 부드럽게 하거나 혈소판이 굳는 것을 막아주는 물질을 생성한다. 그래서 EPA는 적극적으로 섭취해야 할 기름 중 하나다. 그 외에 올리브 오일이나 '기' 버터 등도 혈류를 개선해준다.

기름 올바르게 먹는 법

구운 생선을 먹을 때는 감귤류의 즙을 뿌린다.

구운 생선에 곁들여 나오는 레몬, 라임 등은 즙을 뿌려 먹는 것이 가장 좋다. 감귤류에 많이 함유된 비타민C는 혈관을 튼튼하게 해준다.

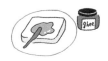

기는 버터처럼 사용해도 된다.

무염버터에서 유단백, 유당을 제거해서 만든 기는 냉증이나 붓기를 개선하는 데 효과가 있다. 일반적인 버터와 마찬가지로 빵에 발라 먹거나 조리할 때 사용한다.

올리브 오일은 그대로 먹는다.

올리브 오일 속에 들어 있어 혈액을 맑게 하는 성분인 올레산oleic acid은 열에 약하다. 가열하면 효과가 떨어지므로, 올리브 오일은 샐러드에 뿌리는 등 가열하지 말고 그냥 섭취하자.

기 만드는 법

1. 무염버터를 냄비에 넣고 중불로 녹인다. 버터가 녹고 위에 하얀 크림이 떠오르면 약불로 줄인다.

2. 숟가락으로 하얀 크림을 제거하고 투명한 액체만 남으면 불을 끈다.

3. 유리용기를 끓는 물에 한 번 담갔다 꺼낸 후 물기를 말려 준비해둔다. 냄비에서 녹인 버터가 식으면 소독해놓은 유리용기에 담아 보관한다.

생채소보다
익힌 채소를 먹는다

효과

1. 채소를 차갑지 않게 먹을 수 있다.
2. 채소를 익히면 부피가 줄어들어 많은 양을 먹을 수 있다.
3. 익혀서 먹으면 채소의 영양분이 몸에 더 잘 흡수된다.

**생채소를 지나치게 많이 먹는 것이
혈류를 나쁘게 하는 원인이 되기도 한다.**

채소는 건강과 미용에 빠질 수 없는 중요한 식재료지만 다 좋은 것은 아니다. 몸을 차게 하는 음성 채소와 몸을 따뜻하게 하는 양성 채소가 있다. 익히지 않고 먹으면 몸을 차게 해서 혈류를 나쁘게 만드는 채소도 있다는 말이다. 토마토나 오이 등 여름이 제철인 채소는 음성이고, 당근이나 양파 등 겨울이 제철인 식품은 양성인 것이 많으므로 계절에 따라 구분하는 것으로 기억해두자.

몸을 차게 하지 않고 채소를 많이 먹으려면 어떻게 해야 할까? 익혀서 먹는 것을 추천한다. 다만 가열하면 영양분이 빠져나가는 채소도 있으므로 수프로 만들어 국물까지 먹으면 영양분을 다 섭취할 수 있다.

혈액순환에 도움을 주는 채소

1. 토마토 - 리코펜이 아름다운 피부를 만든다.

토마토에 함유된 빨간 색소 성분인 리코펜lycopene은 노화, 암, 동맥경화 등을 일으키는 활성산소를 없애는 강한 항산화 작용이 있다. 리코펜은 열에 강해서 토마토케첩 같은 가공식품을 통해서도 섭취할 수 있다.

2. 양파 - 혈류를 맑게 하는 성분의 보고

양파의 자극적인 냄새의 원인인 알리신allicin은 혈액 속 나쁜 콜레스테롤을 낮추고, 피라진pyrazine이라는 성분은 혈전이 생기는 것을 방지해준다. 게다가 껍데기에 함유된 퀘세틴quercetin이라는 성분에는 토마토와 마찬가지로 항산화 작용이 있다.

3. 브로콜리 - 혈류를 개선하고 감기도 예방한다.

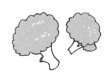

브로콜리에는 피부미용 효과가 높은 비타민C, 강한 항산화 능력을 지닌 베타카로틴beta-carotene 등의 영양소가 풍부하다. 그래서 면역력 증가, 피부미용, 동맥경화 예방에 효과적이다. 영양소는 봉오리보다 줄기 부분에 많이 함유되어 있으므로 줄기까지 먹도록 하자.

매일 흑초를 마신다

효과

1. 흑초에 포함된 아미노산이 혈액을 맑게 해준다.

2. 구연산의 힘으로 피로를 해소한다.

3. 아미노산과 구연산이 함께 힘을 발휘하여 지방을 연소한다. 다이어트에 큰 효과가 있다.

식초는 혈액을 깨끗하게 해주고 혈액순환을 개선한다.

식초는 혈액을 맑게 해준다고 알려져 있는데 그중에서도 흑초가 가장 효과적이다. 흑초는 보통 2년 이상 장기간 숙성시키는데, 그때 아미노산과 미네랄 같은 유효성분이 증가하기 때문이다. 다른 식초에 비해 유효성분이 몇 배나 더 많다.

하루 30㎖ 정도를 따듯한 물에 섞어서 마시자.

원액을 그대로 마시면 흑초의 초산 성분 때문에 소화기관이 손상될 수 있다. 그래서 10배 정도로 희석해서 마시는 것이 좋다. 물에 섞었을 때 산미가 부담스러운 사람은 꿀이나 우유를 첨가하면 마시기 편해진다. 운동 30분 전후에 마시면 지방연소 효과가 올라간다.

흑초 마시는 법

벌꿀을 첨가한다.

흑초 15ml를 물 150ml에 섞은 뒤 흑초와 같은 양 (15ml)의 벌꿀을 첨가한다. 적게 넣어도 꿀의 단맛이 청량감을 확 끌어올린다.

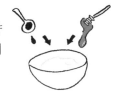

따듯한 물에 섞는다.

흑초 15ml에 뜨거운 물을 150ml 첨가해서 10배로 희석한다. 운동하기 전에 마시면 지방연소 효과가 높아진다.

해초무침에 흑초를 넣는다.

좋아하는 해초에 적당량의 흑초를 넣어 초무침을 만들어 먹는다. 해초의 유효성분과 상승작용을 일으켜 혈당을 낮추고 콜레스테롤 수치도 떨어뜨린다.

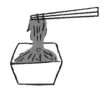

목이 마를 때는
따뜻한 녹차를 마신다

효과

1. 녹차에 포함된 카테킨이 혈액을 맑게 해준다.
2. 카테킨이 지방연소를 촉진한다.
3. 카테킨이 스트레스 때문에 손상되는 간을 보호해준다.

녹차에 함유된 카테킨으로 탁해진 혈액을 깨끗하게

녹차에 함유된 성분 중에서 특히 주목해야 할 것이 떫은맛을 내는 성분인 카테킨이다. 카테킨은 '폴리페놀'이라는 항산화 물질의 일종인데, 항산화 작용에 탁월하고 살균 작용이나 항바이러스 작용 등에도 효과적이고, 다양한 이로움을 주는 성분이다.

폴리페놀이 몸속에 들어가면 항산화 작용과 살균 작용을 한다. 가령 혈소판이 모여서 혈류가 탁해지는 것을 방지하고 혈류를 개선해준다. 폴리페놀에는 블루베리의 안토시아닌이나 커피의 클로로겐산 등 다양한 종류가 있는데, 전부 항산화 작용이 있으므로 적극적으로 섭취하도록 하자.

주요 폴리페놀의 종류와 효능

폴리페놀polyphenol

식물이 자신을 활성산소로부터 지키기 위해 만든 물질로 항산화작용에 탁월
하다는 특징이 있다. 그 종류가 8,000종 이상이다.

세사민sesamin(참깨)
활성산소가 많이 발생하는 간까지 도달해서 항산화력을 발휘한다.

클로로겐산chlorogenic acid(커피)
주로 볶지 않은 커피콩에 많이 함유되어 있다. 기미, 주름 예방에 효과적이다.

커큐민curcumin(강황)
강황 등에 함유된 노란색 색소 성분. 콜레스테롤 수치를 내려준다.

플라보노이드flavonoid

폴리페놀 중 천연에 존재하는 유기화합물군 식물색소의 총칭으로 식물의
잎, 줄기 등에 함유되어 있다.

플라바논flavanon(귤껍질)
귤이나 레몬 등 감귤류에 많이 함유된 색소 성분.

안토시아닌anthocyanin(와인)
포도껍질이나 씨앗 등에 함유되어 가장 강력한 항산화력을 지닌다.

이소플라본isoflavone(대두)
콩에 함유된 대두 이소플라본은 여성 호르몬을 증가시키는 작용을 한다.

플라보놀flavonol(양파)
양파나 시금치 등에 함유되어 있으며, 혈액을 맑게 해준다.

플라바놀flavanol

카테킨cianidanol(녹차)
플라보노이드 중 플라바놀에 함유된 성분. 초콜릿이나 코코아에 함유된 카카오 플라바
놀도 이 종류 중 하나다.

원산지가 한랭지인 식재료가
몸을 따뜻하게 해준다

효과

1. 남쪽 나라에서 온 식재료는 몸을 차갑게 하는 작용이 있다. 반면 한랭지가 원산지인 식재료를 자주 먹으면 몸이 따뜻해진다.
2. 몸이 따뜻해지면 혈액순환도 개선된다. 건강하고 활기가 넘친다.
3. 양성 조미료는 음성식품 때문에 몸이 차가워지는 것을 예방해준다.

한랭지가 원산지인 식재료는 몸을 따뜻하게 해서 혈류를 개선시킨다.

식품에는 몸을 차갑게 하는 음성식품과 따뜻하게 하는 양성식품이 있다. 주로 한랭지에서 나는 식품은 몸을 따뜻하게 하는 효과가 높다. 추운 지역 사람들은 추위로부터 몸을 지키기 위해 양성식품을 먹고 열을 낸다. 마찬가지로 더운 지역에서는 음성식품을 먹어 몸의 열을 내보낸다. 그래서 남쪽 나라 사람들이 많이 먹는 음식은 음성식품이 많다고 알려져 있다.

몸이 따뜻해지면 혈류의 순환이 좋아져서 냉증이 개선될 뿐만 아니라, 미용과 다이어트에도 도움이 된다. 다음 페이지의 그림을 참고해서, 적극적으로 양성식품을 먹도록 하자. 음성식품을 먹을 때는 양성 조미료를 함께 사용해 몸이 차가워지는 것을 막자.

몸을 차갑게 하는 음식과 따뜻하게 하는 음식

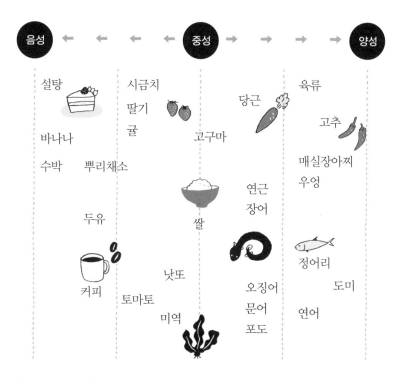

몸을 차갑게 하는 조미료

마가린, 견과류, 백설탕, 마요네즈, 버터, 식물성 기름

몸을 따뜻하게 하는 조미료

된장, 간장, 소금

절인 음식을 먹을 때는
김치를 고른다

효과

1. 캡사이신의 작용으로 혈관이 넓어져서 혈류가 개선된다. 고혈압 예방과 개선에 효과가 있다.
2. 에너지를 재빠르게 소비해서 비만을 예방한다.
3. 장을 활성화해서 변비를 해소한다.

캡사이신과 유산균이 건강과 미용에 도움을 준다.

김치는 배추 등의 채소를 소금, 고추, 마늘 등과 함께 절여 발효시킨 음식으로, 전 세계적으로 건강한 음식으로 주목받고 있다. 고추에 포함된 매운맛 성분인 캡사이신은 혈관을 넓혀서 온몸의 혈류를 원활하게 해주는 작용을 한다. 게다가 김치가 익으면서 생겨나는 유산균은 장내 환경을 개선하고, 변비를 예방하고 개선하는 효과도 있다. 또한 콜레스테롤을 제거하는 효과도 있으므로 다이어트에도 최적화된 음식이다. 또한 캡사이신은 먹는 것 외에 피부로도 성분이 침투하므로 입욕제 대신 소량 사용하면 혈액순환을 촉진하고 몸을 따뜻하게 해주는 효과를 기대할 수 있다.

고추를 활용하자!

구두 혹은 양말 속에 고추를 넣는다.

고추를 거즈로 감싸서 양말이나 구두 속에 넣으면 보온효과가 있다. 고추 때문에 걷기가 힘들다면 캡사이신 성분을 넣은 양말도 판매하고 있으니 이용해보자.

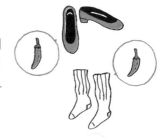

볶은 고추를 욕조에 넣는다.

볶은 고추를 1~2개 준비해서 씨를 제거하고 잘게 잘라 거즈로 감싼다. 고추가 밖으로 나오지 않도록 끈으로 단단히 묶은 뒤 물을 받은 욕조에 띄운다. 몸이 확실히 따뜻해지고 냉증 개선에 효과적이다.

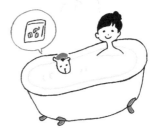

고추를 활용할 때 주의할 점

고추는 자극이 강하므로 눈에 들어가지 않도록 주의해야 한다. 피부가 민감한 사람이나 어린아이, 노약자는 사용하지 말고, 화끈거리거나 아프면 곧바로 사용을 중지하자.

블랙푸드를
적극적으로 먹는다

효과

1. 신장의 기능이 활성화되어 기력, 면역력이 향상된다.

2. 노화의 속도를 늦춘다. 활력이 생긴다.

3. 안토시아닌의 항산화 작용으로 기미, 주름을 예방하고 칙칙한 피부가 밝아진다.

신장을 건강하게 해주는 블랙푸드

동양의학에서는 식자재를 적, 황, 녹, 백, 흑의 5가지 색으로 나누어 생각하는데, 각각 다른 효과가 있다고 여긴다. 그중에서도 검은색을 띤 음식은 호르몬 균형을 맞추고 생명 에너지를 담당하는 신장의 작용을 돕는다.

한의학에서는 신장이 서양의학에서 생각하는 신장의 역할에 머무르지 않고, 혈류를 포함한 몸의 온갖 부분과 관련되어 있다고 본다. 신장 기능이 저하되면 기력이 떨어져서 쉽게 피로해지고 흰머리가 증가하거나 피부가 노화되며, 뼈가 약해지는 등의 증상이 나타난다. 불임, 갱년기 증후군 등의 위험성도 높아진다. 블랙푸드는 젊음의 원천이라고 할 수 있는 신장의 기능을 돕는 식재료이므로 적극적으로 먹도록 하자.

활기와 에너지를 주는 블랙푸드

검은콩

콩에 든 이소플라본의 작용에 추가로 안토시아닌이라는 폴리페놀까지 들어 있어 혈액순환을 원활하게 해준다.

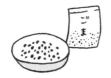

검은깨

혈관을 튼튼하게 해서 혈류를 개선한다. 또한 양질의 지방이 포함되어 있어 피부 미용에도 효과적이다.

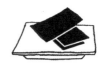

김

김에는 질 좋은 단백질이 많이 함유되어 있고, 미네랄도 풍부해 몸을 건강하게 해준다.

목이버섯

목이버섯에 함유된 식이섬유는 콜레스테롤의 흡수를 억제하고 장의 컨디션을 안정시켜준다.

톳

철분, 칼슘, 식이섬유, 비타민B군 등 좋은 영양소가 많이 함유되어 있다. 빈혈, 변비를 예방하고 개선해준다.

미역

목이버섯과 마찬가지로 식이섬유와 미네랄이 풍부해 붓기 해소에 도움을 준다.

저녁에 반주를 한다면
맥주 1잔만

효과

1. 맥주에 포함된 엽산이 적혈구를 만들고 혈류를 늘려준다.
2. 담즙 분비가 촉진되어 장운동이 활발해지고 변비가 개선된다.
3. 탄산가스가 위벽을 자극해서 위장을 활성화시킨다.

적정량을 지키면 맥주를 마셔도 된다.

음주가 무조건 몸에 나쁜 것은 아니다. 적정량을 마시면 혈류의 흐름을 좋게 하는 것으로 알려져 있다. 그중에서도 맥주는 적혈구의 변형을 막고, 혈액을 맑게 하는 작용이 있다. 이것은 맥주에 포함된 비타민B군과 미네랄 때문이다.

건강한 안주에 신경 쓰자.

문제는 과음이다. 적정량을 지키는 것이 중요하다. 또한 튀김이나 과자 같은 콜레스테롤이 높은 안주를 먹으면 안 된다. 안주 역시 마찬가지로 혈류개선에 효과가 있는 콩류 등이 좋다.

혈액의 흐름을 좋게 하는 음주법

안주는 풋콩이나 견과류

맥주를 마시면 식욕이 증가하므로 안주에 신경 써야 한다. 단백질이 풍부한 콩류나 양질의 지방질을 함유한 견과류가 좋다.

적정량은 하루 500ml 이하, 과음은 역효과

맥주의 섭취량은 하루 500ml 이하로 한다. 과음하지 않도록 주의한다.

맥주는 몸을 차게 하는 성질이 있으므로 냉증에는 금물

맥주는 혈류를 증가시키는 효과가 있는 반면, 몸을 차게 하는 성질이 있으므로 냉증인 사람은 맞지 않는다. 레드와인, 매실주, 사오싱주, 일본주, 소주는 몸을 따뜻하게 하는 작용이 있으므로 냉증인 사람에게 더 잘 맞는다.

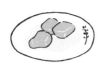

알코올이 맞지 않는 사람은 술을 요리에 사용하자.

알코올이 맞지 않는 사람은 고기요리를 할 때 술을 사용해보자. 요리할 때 쓰는 알코올은 조리과정에서 휘발되므로 괜찮다.

집에서라도
가공식품을 끊는다

효과

1. 가공식품은 염분이 많아 고혈압을 악화시킨다. 가공식품을 먹지 않으면 혈압이 조절되고 혈관을 건강하게 지킬 수 있다.

2. 가공식품을 끊으면 몸이 필요로 하는 것을 제대로 골라 먹을 수 있다.

3. 가공식품은 건강에 해로운 첨가물 범벅이다. 일부러라도 멀리해서 몸속부터 깨끗해지자.

지금 내 몸에 필요한 영양소를 확인하고 신중하게 골라 먹자.

바쁠 때나 귀찮을 때 무심코 가공식품으로 식사를 때우는 경우가 종종 있다. 하지만 반조리식품이나 가공식품에는 염분, 당분, 지방질 등이 과도하게 들어가 있다. 달고 짜고 기름진 음식은 먹는 순간에 뇌 속에서 도파민이 분비된다. 버릇처럼 손이 가는 것은 그 때문이다. 또한 가공식품에는 우리 몸에 필요한 단백질이나 비타민, 미네랄, 식이섬유 등이 많이 들어 있지 않다. 그래서 칼로리는 높지만 영양이 부족한 경우가 많다. 게다가 첨가물도 걱정스러운 수준이다. 따라서 지금 내 몸에 꼭 필요한 영양소를 찾아 적절하게 섭취할 수 있도록 신경 쓰자.

가공식품은 무조건 NG!

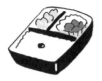

편의점 도시락

편의점 도시락에는 변질을 막거나 먹음직스럽게 보이도록 하기 위해 첨가물이 사용된다. 특히 튀김 종류가 들어간 도시락은 칼로리가 과도하게 높으니 유의하자.

컵라면

첨가물이 많은 것은 말할 것도 없고, 성분의 대부분이 면, 즉 탄수화물이므로 당질을 지나치게 많이 섭취하게 된다. 기름에 튀긴 면인 경우에는 지방질도 과도해진다.

베이컨

베이컨은 발암성이 높은 발색제, 보존제 등 첨가물이 많이 들어 있다. 원료인 고기도 질 나쁜 것을 쓰는 경우가 많다. 같은 이유로 소시지나 햄도 가급적 먹지 않는 것이 좋다.

마가린

마가린은 본래 액체인 식용유에 첨가물을 넣어 고체로 가공한 것이다. 마가린에 함유된 트랜스 지방산은 심장질환 등의 원인이 된다고 해서 법으로 규제하는 나라도 있다.

녹말로 음식을
걸쭉하게 만든다

효과

1. 걸쭉하게 만든 음식은 오래 따뜻하게 먹을 수 있다. 따뜻한 음식은 내장의 혈관을 확장시켜 혈류가 증가한다.
2. 재료 고유의 맛을 가두어서 맛이 더 좋아진다.
3. 몸을 따뜻하게 해주고, 동시에 위장을 안정시켜준다.

몸 안쪽부터 따뜻하게 해서 혈류를 증가시켜준다.

몸을 가장 빨리 데우는 방법이 무엇일까? 바로 따뜻한 것을 먹거나 마시는 일이다. 몸 바깥쪽이 아닌 안쪽으로 접근하면 효율적으로 몸을 따뜻하게 할 수 있다. 특히 따뜻하고 걸쭉한 음식은 몸을 데우는 데 효과적이다.

요리의 완성은 녹말로 걸쭉함을 더하기

요리에 걸쭉함을 더하는 방법은 여러 가지가 있는데, 그중 가장 손쉽게 할 수 있는 것은 녹말가루를 이용하는 방법이다. 수프를 만들 때 마지막에 녹말가루를 조금 풀어 넣어 걸쭉한 식감을 내면 좋다. 갈분이 있다면 차에 넣어도 된다.

음식을 걸쭉하게 해주는 식재료

참마
참마의 끈적이는 성분은 뮤신이다. 참마의 주성분인 전분은 열을 가하면 걸쭉해진다. 끓이는 요리에 사용해도 된다.

찰떡
찹쌀은 멥쌀보다 전분 양이 많고 끈기도 풍부하다. 찰떡은 그대로 먹기보다 수프 등에 넣어 녹여보자. 걸쭉한 수프로 만들 수 있다.

갈분
갈분은 칡뿌리를 가루로 만든 것이다. 부드럽고 맛이 좋다. 음료에 걸쭉함을 더하고 싶을 때 추천한다. 차에도 넣을 수 있다

감자
녹말은 감자의 전분을 정제한 것이다. 물에 개어 요리에 넣으면 국물이 걸쭉해진다. 다양한 요리에 자유자재로 사용할 수 있다.

고기를 먹을 때는
살코기를 고른다

효과

1. 단백질은 근육량을 늘리고, 신진대사를 활발하게 한다.
2. 고기 속에 든 L-카르니틴L-carnitine이 지방을 연소시킨다. 에너지로 바꾸면서 몸이 따뜻해지고, 혈류가 증가한다.
3. 살코기에는 트립토판tryptophan이 풍부하게 들어 있는데, 이는 행복 호르몬인 세로토닌serotonin의 재료가 된다.

우울할 때 고기를 먹으면 정말 행복해진다.

기운이 없으면 식욕도 사라진다. 그럴 때는 일부러라도 살코기를 먹어보자. 에너지를 얻을 수 있을 뿐 아니라 우울했던 기분도 사라지는 효과가 있다.

살코기에는 트립토판, 아라키돈산arachidonic acid 등이 풍부하게 들어 있는데, 이런 성분들은 몸속에 들어가면 행복감을 느끼게 하는 호르몬의 재료가 된다. 이런 성분은 스스로 만들어낼 수 없기 때문에 음식을 통해 얻어야 한다. 또한 단순히 맛있다고 느끼는 것도 스트레스 해소에 도움이 된다. 그 외에도 단백질 섭취는 신진대사를 증가시켜 지방을 연소하는 데 큰 도움을 준다.

살코기가 주는 행복의 비밀

숯불구이

숯불구이로 먹을 수 있는 살코기는 등심, 안심, 양고기, 다리살 등이 있다. 지방이 적은 부위로 고르면 살코기 본연의 맛을 즐길 수 있다.

로스트비프

살코기에 밑간을 하고 저온으로 천천히 구운 요리. 속이 익기 직전까지 데우면 맛이 깊어진다. 얇게 잘라 먹어보자.

레드와인 찜

레드와인에 소고기와 셀러리, 당근, 양파, 마늘을 넣어 푹 삶아보자. 소고기가 입안에서 살살 녹는 최고의 수프가 완성된다.

뇌 속에서 행복감과 만족감이 생겨나는 이유

마음의 균형을 잡아주는 세로토닌의 원료는 트립토판이다. 살코기 속에는 트립토판이 많이 들어 있어 '세로토닌' 합성을 돕는다. 세로토닌을 합성하려면 이외에도 비타민B6이나 철분이 필요한데, 살코기에는 그 모든 것이 균형 있게 함유되어 있다.

또한 살코기 속의 아라키돈산은 '아난다미드anandamide'로 변화한다. 아난다미드는 뇌에 행복감과 만족감을 느끼게 해주는데, 고기를 먹으면 기운이 나는 것은 이 때문이다. 부작용도 없으므로 안심하고 먹자.

요리할 때 향신료를
적극적으로 이용하자

효과

1. 향신료의 힘으로 혈류를 촉진하고, 말초신경을 자극해 활성화시킨다.
2. 풍미가 좋아져 식욕을 돋운다. 다양한 향신료를 날마다 컨디션에 맞게 고를 수 있다.
3. 향신료에 든 특정 성분들은 뇌의 혈류가 좋아지게 만들어 집중력 향상을 돕는다.

약으로도 사용되는 향신료의 뛰어난 효과

인도의 전통의학인 아유르베다에도 동양의학과 비슷하게 '약과 음식은 근원이 같다.'는 '의식동원'의 사고방식이 존재한다. 그래서 인도 사람들은 건강에 좋은 다양한 향신료를 요리에 넣는다. 그중에는 한방약의 재료로 사용되는 것도 있을 정도다. 향신료를 일상적으로 먹으면 면역력을 높여 질병에 강한 몸을 만들 수 있다.

향신료는 그 풍부한 향기도 매력적이다. 생강이나 마늘처럼 흔하게 쓰는 식재료도 사실 향신료의 일종이다. 음식에 넣으면 풍미를 살릴 뿐만 아니라 건강에도 좋으니 이제부터 각자 기호에 맞는 향신료를 적극적으로 활용해보자.

향신료의 종류와 효과

시나몬

계피라고도 불린다. 혈관을 튼튼하게 해주고, 혈액순환을 돕는다. 인슐린 분비를 촉진시켜 혈당을 조절하는 작용도 있다.

회향

소화를 돕고, 위장의 기능을 활성화시켜주는 허브다. 이뇨작용이 있어 자주 붓는 것이 고민인 사람에게 좋다. 식욕을 억제해주는 효과도 있다.

로즈메리

기억력과 집중력을 높이고, 우울한 기분을 고양시켜준다. 항산화 효과가 있어 세포의 노화를 예방해준다.

고수

실란트로, 코리엔더, 샹차이 등으로 불린다. 디톡스 효과가 있고, 해독작용도 탁월하다. 피부미용에도 효과적이라고 알려져 있다. 잎과 줄기를 먹기도 하고, 씨앗을 갈아서 요리에 넣기도 한다.

끈적끈적한 음식을
자주 먹는다

효과

1. 낫토에 든 효소, 나토키나아제nattokinase가 혈소판의 응고를 막아서 혈액을 맑게 한다.

2. 위벽을 보호하고 장의 활동을 돕는다. 눈, 기관지에도 좋다. 면역력을 증가시킨다.

3. 끈적끈적한 식재료에 함유된 성분이 세포를 활성화시킨다.

매일 식탁에 1가지만 추가해도 건강하고 아름다워진다.

일본 가정식에는 낫토나 참마, 오크라, 미역귀 같은 끈적끈적한 식재료가 자주 등장한다. 이런 음식 덕분에 장수한다는 이야기가 있을 정도다. 유효성분은 각각 다르지만, 끈적끈적한 음식들은 면역력을 높이고, 혈액을 맑게 해준다. 자르거나 살짝 데치는 등 간단하게 조리하면 먹을 수 있으니 1가지씩만 메뉴에 추가해보자. 낫토, 참마, 미역귀 외에 멜로키아(시금치와 비슷한 잎채소 - 옮긴이), 버섯, 연근 등도 추천한다. 피부가 부쩍 거칠어졌다거나, 위가 안 좋아졌다면 더욱 적극적으로 먹어보자.

끈적끈적한 식품에는 어떤 좋은 성분이 들어 있을까?

낫토 – 나토키나아제

낫토의 끈적끈적한 부분에는 나토키나아제가 들어 있다. 혈전을 녹이고 혈액을 맑게 한다. 최근에는 치매에도 효과가 있다는 연구가 보고되었다.

참마, 오크라 – 뮤신, 펙틴pectin

뮤신은 채소에 함유된 끈적끈적한 성분을 총칭하는 말이다. 눈, 위장, 기관지 등의 점막을 촉촉하게 해주고 보호해준다. 단백질의 흡수와 분해를 촉진하고, 피로해소에 도움을 준다.
펙틴은 대표적인 수용성 식이섬유 물질이다. 장 속에서 젤리처럼 바뀌어 유익균의 증가를 돕고 변비를 해소한다. 신진대사를 높여 지방이 연소되기 쉬운 몸을 만든다.

미역귀, 큰실말 – 알긴산alginic acid, 후코이단fucoidan

알긴산은 해조류에 함유된 수용성 식이섬유. 콜레스테롤을 낮추고 암세포가 증식하는 것을 막는 효과가 있다. 해조류를 통해서만 섭취할 수 있는 성분이다.
후코이단은 다시마나 큰실말 같은 갈색의 해조류에 들어 있는 수용성 식이섬유다. 항암 효과가 있고, 혈압을 낮추는 데도 효과가 있어 주목받고 있다.

양파 슬라이스는
물에 담그지 않고 먹는다

효과

1. 양파에 든 알리신은 혈액을 맑게 하는 최강의 성분이다. 씻으면 빠져나 가므로 그냥 먹자.

2. 폴리페놀의 일종인 케르세틴이 혈관을 유연하게 해주고, 혈액순환을 원활 하게 해준다.

3. 꼭 물에 씻어야 한다면 3분을 넘지 않도록 한다. 가열할 때는 자른 뒤 15분 정도 두었다가 조리하면 유효성분이 파괴되지 않는다.

몸에 좋은 성분도 모두 씻겨 나간다.

양파는 다양한 요리에서 유용하게 쓰인다. 날것으로 그냥 먹 어도 맛있고, 볶거나 찌는 등 가열해서 먹어도 맛있는 만능 채소다. 투명한 황색이 될 때까지 볶아서 페이스트 상태로 만들어도 좋다.

최근 양파의 효과가 화제를 모으고 있다. 양파 특유의 냄새 는 황화알릴allyl sulfide이라는 성분 때문인데, 이것은 체내에서 알리 신으로 변화해서 혈전이 생기는 것을 예방하고, 면역력을 높여준다. 이 외에도 폴리페놀의 일종인 케르세틴, 황화프로필propyl sulfide, 올 리고당, 식이섬유 등 몸에 좋은 성분이 듬뿍 들어 있다. 그중에서도 건강에 유익한 유효성분인 황화프로필은 물에 쉽게 씻겨 내려가므 로 양파를 자른 뒤에는 씻지 말고 그대로 요리에 사용하는 것이 가장 좋다.

양파의 재발견, 주목받는 양파 속 좋은 성분들

알리신

황화알릴이 몸속에서 변화한 성분으로 독특한 매운맛을 낸다. 동맥경화를 예방하고 혈액을 맑게 해준다. 신진대사를 높이고 면역력을 높여 병에 강한 몸을 만든다.

황화프로필

생양파에 함유된 매운맛 성분이다. 포도당 대사를 촉진해서 혈당치를 떨어뜨린다. 가열하거나 공기에 닿으면 다른 물질로 변화한다.

케르세틴

양파 껍질에 많이 함유된 항산화물질이다. 양파 껍질을 모아두었다가 깨끗하게 씻은 후 끓여서 양파 껍질 차로 마셔도 좋다.

삼황화물trisulfide

양파를 공기에 닿게 해서 산화시키거나 가볍게 볶으면 생기는 물질이다. 중성지방이나 콜레스테롤을 감소시키는 효과가 있다.

세파엔cepaene

충분히 열을 가하면 생성되며, 삼황화물과 비슷한 효과가 있다. 양파는 오래 가열하면 단맛이 나는데, 때문에 설탕을 적게 넣거나 넣지 않아도 요리에서 고급스러운 단맛이 난다.

간식으로
비터 초콜릿을 먹는다

효과

1. 카카오콩에 함유된 폴리페놀인 플라바놀이 혈관을 건강하게 하고 동맥 경화를 예방한다.
2. 카페인과 테오브로민theobromine이 뇌를 깨운다. 기분이 좋아질 뿐 아니라 혈류도 증가한다.
3. 비터 초콜릿을 1주일에 1번 이상 먹으면 뇌가 맑아지고 인지기능이 향상된다.

초콜릿으로 혈류를 증가시키면 뇌도 활기를 찾는다.

초콜릿의 원료인 카카오콩에는 플라바놀이라는 폴리페놀이 함유되어 있다. 플라바놀은 높은 항산화력으로 혈전이 생기는 것을 예방해주고, 혈류를 증가시킨다. 뇌를 각성시켜 작업능률을 올려주기도 한다. 각성효과가 있는 카페인이나 테오브로민과 상호작용하면 더욱 강력해진다.

카카오 함유량이 높고 당분이 적은 것을 고른다.

밀크 초콜릿은 당분이 지나치게 많으므로 좋지 않다. 반드시 카카오 함량이 높은 비터 초콜릿 혹은 다크 초콜릿을 고르자.

이럴 때는 비터 초콜릿을 먹자!

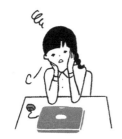

저녁에 일을 해야 하는데 의욕이 나지 않을 때

카카오의 향기성분이 뇌 내 물질 엔도르핀의 분비를 촉진한다. 집중력과 기억력을 높여주므로 업무능률도 올라간다.

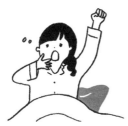

아침에 일어나도 피로가 풀리지 않을 때

비터 초콜릿에 함유된 각성물질인 테오브로민의 효과로 기분이 상쾌해진다. 혈관이 확장되고 뇌로 가는 혈액량이 늘어나 상쾌해진다.

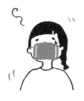

감기에 걸렸을 때

카카오에 함유된 폴리페놀과 아연이 면역력을 향상시킨다. 기침이나 염증, 통증 등을 진정시켜준다. 또한 카카오매스에도 몸을 따뜻하게 하는 효과가 있다.

PART 4

주무르고 눌러서
혈류를 개선하는 법

어깨 결림이나 허리 통증을 재빠르게 풀려면 뭉쳐 있는 혈류를 원활하게 만드는 것이 가장 좋다. 하지만 잘못된 마사지로는 효과를 볼 수 없을뿐더러 피로만 더 쌓일 수도 있다. 그래서 혈자리나 림프의 흐름을 먼저 알아보고, 그에 따른 다양한 마사지 방법을 소개한다. 결림이나 통증, 피로를 풀다 보면 좀 더 활기차고 가벼운 몸이 되지 않을까? 단, 여기 소개하는 다양한 방법을 실천해볼 때는, 무리하지 않는 범위 내에서만 하도록 하자. 통증이 느껴지거나 손발이 당기는 듯한 증상이 나타나면 곧바로 중지해야 한다.

배를 따뜻하게 해서
말단의 냉증을 해소한다

효과

1. 배는 전신의 체온을 좌우하는 중요한 부위다. 배에 가벼운 자극을 주면 혈액순환이 활발해지고, 몸 전체가 따끈따끈해진다.
2. 배꼽에서 손가락 4개만큼 내려간 부분을 손난로 등으로 따뜻하게 하면 생리통이 줄어든다.
3. 배에는 소화기관 등의 내장기관을 안정시키는 혈자리가 많다. 온찜질과 마사지로 자극하자.

혈자리를 누르기만 해도 각종 증상에서 해방된다.

배에는 몸의 각종 증상을 완화하는 혈자리가 모여 있다. 혈자리를 누르라고 하면 어디를 어떻게 누르라는 건지 막막할 것이다. 배꼽을 중심으로 손가락 몇 개 떨어진 곳인지를 확인하면 알기 쉽다. 다음 페이지의 그림을 참고로 해서 너무 아프지 않게, 기분 좋을 정도로 눌러보자.

배를 따뜻하게 하면 몸 전체가 효율적으로 따뜻해진다.

배에는 전신의 혈액이 반이나 모여 있다. 즉 배를 따뜻하게 하면 손끝 발끝까지 따뜻한 피가 전달되어 몸 전체가 금방 따뜻해진다. 혈자리를 잘 모르겠다면 손난로 등으로 그저 배를 따뜻하게 해주기만 해도 효과가 있다.

대표적인 배의 혈자리

천추

배꼽에서 좌우로 손가락 3개만큼 떨어진 곳이다. 장운동을 북돋워서, 장 속에 필요 없는 물질을 원활하게 배출시켜주고, 소화가 잘되게 해준다.

신궐

배꼽 위치에 있는 혈자리. 냉증으로 의한 복통, 설사를 멎게 하는 데 효과가 있다. 스트레스가 많이 쌓인 경우에도 눌러주면 좋다. 신궐을 자극해 배를 따뜻하게 하면 몸 전체가 따끈해진다.

대거

배꼽에서 좌우로 손가락 3개만큼 옆으로 간 뒤 다시 손가락 3개만큼 아래로 내려간 곳. 만성적인 변비를 없애주는 효과가 있다고 알려졌다.

단전

배꼽 아래 복근에 위치한 혈자리. 난소 등 생식기 건강에 도움을 주고, 여성 호르몬 불균형을 해소해 처진 가슴이 올라가는 효과도 있다.

중극

치골 위에서 손가락 2개만큼 위쪽에 있다. 혈액순환을 촉진해서 신장의 기능을 활성화시키고, 냉증, 비뇨기 계통의 문제를 해소하는 데도 효과가 있다.

관원

배꼽에서 손가락 4개만큼 내려간 곳. 생리통을 줄여주는 효과가 있다. 또한 기분조절이 안 되거나, 정서적으로 불안정할 때도 도움이 된다.

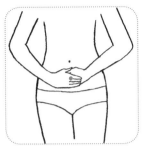

단전

누르는 법 : 엄지를 제외한 양손의 나머지 손가락들을 겹치듯이 혈자리 위에 놓고 숨을 내뱉으면서 천천히 누른다. 3초 정도 누르고 또 3초 동안 손을 뗀다.

효과 : 여성 호르몬의 균형을 맞추는 데 도움을 주어 처진 가슴이 올라가거나 생리불순에 효과가 있다. 그저 그 부위를 의식하기만 해도 효과가 있다.

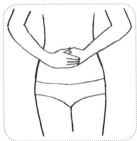

신궐

누르는 법 : 혈자리 위에 양손을 겹쳐 올린다. 복식호흡을 하면서 배가 쑥 들어갈 때 가볍게 누르면서 풀어주듯이 마사지한다.

효과 : 스트레스와 피로가 누적되었을 때 눌러주면, 배전체가 따뜻해져서 증상이 개선된다. 누르지 않고 그냥 따뜻하게 해주기만 해도 효과가 있다.

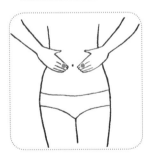

천추

누르는 법 : 양손의 중지 끝을 혈자리 위에 올리고 숨을 내뱉으면서 누른다. 안까지 쑥 들어가면 그대로 5초 정도 유지하다가 천천히 손을 뗀다.

효과 : 장의 기능을 바로잡아주고, 소화를 원활하게 해준다. 또한 내장기관 전반을 활성화시켜 설사, 변비 등에도 효과적이다.

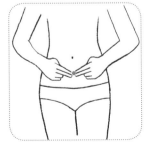

관원

누르는 법 : 양손의 검지와 중지를 겹쳐서 혈자리 위에 둔다. 숨을 천천히 내뱉으면서 손 끝에 힘을 주어 누른다. 손가락 끝으로 정확히 자극하는 것이 중요하다.

효과 : 생리통이나 월경 전 증후군 등으로 흐트러진 기분을 안정시킨다. 생리통이 있을 때 누르는 것보다는 평소에 자주 마사지해 예방하는 편이 좋다.

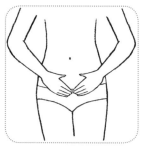

중극

누르는 법 : 손바닥을 혈자리 주변에 놓고 골반을 향해 들어올리듯 누른다. 주변을 가볍게 문질러주기만 해도 효과가 있다.

효과 : 하복부의 냉증을 풀고 비뇨기 계통을 건강하게 해준다. 특히 방광염이나 빈뇨가 신경 쓰일 때 눌러주면 좋다. 생리통을 줄이는 데도 효과적이다.

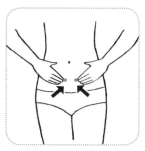

대거

누르는 법 : 엄지를 제외한 나머지 손가락들을 붙인 후 양손 중지를 혈자리에 대고 몸 중심을 향해 누른다. 만성적인 변비가 있는 사람은 이 부위가 딱딱해져 있는 경우가 많다.

효과 : 장의 운동을 촉진하고 만성적인 변비나 설사, 복통을 해소한다. 소화기 전반을 건강하게 해준다.

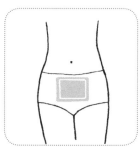

손난로를 붙인다.

배꼽 아래 5cm 지점을 만져보면 의외로 거기만 차가운 경우가 많다. 그런 경우 그 자리에 손난로를 속옷 위로 붙여보자. 신기하게 마음이 편안해지고 기분이 안정된다.

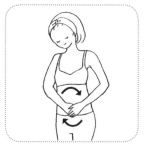

배를 살살 문지른다.

손바닥을 겹쳐서 배꼽을 중심으로 시계방향으로 빙글빙글 가볍게 문지른다. 장이 따뜻해지고, 몇 분 만에 몸 전체가 따뜻해진다.

세안 후에는 혈액순환
마사지로 붓기를 가라앉힌다

효과

1. 정체된 림프를 원활하게 흐르게 해 신진대사가 활발해진다.
2. 마사지를 해서 혈액과 림프의 흐름이 좋아지면, 전신의 혈액순환도 좋아지고 붓기가 쉽게 빠진다.
3. 로션이나 크림을 바를 때 마사지하면 매끄러워서 쉽게 할 수 있고, 피부가 탱탱해진다.

세안과 케어를 하는 김에 마사지도 하자.

세수할 때 세안제나 클렌징으로 미끄러지듯이 마사지를 해주자. 또한 세안 후 화장수를 바른 뒤 크림 등으로 마무리할 때 함께 마사지를 하면 무리 없이 지속할 수 있다.

페이스 오일을 사용하면 더욱 효과적이다.

시간 여유가 있을 때는 5분이라도 좋으니 마시지하는 시간을 가져보자. 페이스 오일을 사용하면 매끄럽게 마사지할 수 있어서 피부에 부담이 적다. 잠깐의 투자로 탱탱한 피부를 얻을 수 있다.

간단한 얼굴 마사지

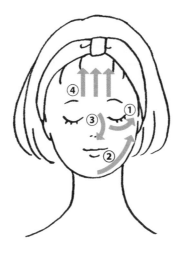

1. 광대뼈 아래에 손가락을 붙이고 귀 쪽으로 밀어낸다. 부드럽게 누르듯이 문지른다.

2. 턱 끝에 손가락을 붙이고 귀 쪽으로 부드럽게 밀어올린다.

3. 손가락 끝을 눈시울에 대고 콧방울 옆을 향해 밀어내듯이 누른다. 너무 세게 문지르지 않도록 유의한다.

4. 가볍게 주먹을 쥐고 검지부터 새끼손가락까지 손가락의 첫 번째 관절을 눈썹부터 위로 밀어올린다.

마사지로 고민 해결!

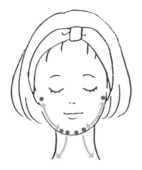

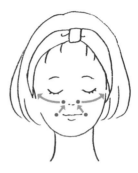

작은 얼굴 만들기

턱 밑에 손끝을 대고 귀가 시작되는 부분까지 페이스 라인을 따라 밀어 올린다. 그다음 턱 밑으로 돌아와서 쇄골 위까지 밀어내듯이 마사지한다.

팔자주름 없애기

손가락으로 입술 양끝부터 팔자주름을 따라 콧방울 옆까지 밀어 올린다. 그다음 광대뼈 라인을 따라서 들어 올리듯이 가볍게 누르면서 귀 쪽으로 간다.

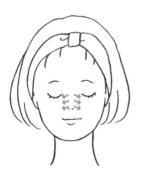

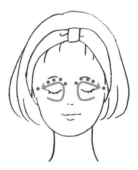

코 주변 노폐물 없애기

양손 손가락 끝으로 콧날부터 코 옆을 향해 밀어낸다. 처음에 콧방울부터 시작해 점점 위로 올라가는 식으로 콧등을 마사지해준다.

눈가 주름 없애기

눈꼬리에 손가락 끝을 대고 애교 살에서 미간으로 가볍게 밀어올린다. 그다음 조금 강하게 누르면서 눈썹 위를 지나 관자놀이까지 눌러준다.

추천하는 마사지 아이템

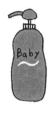

베이비 오일

민감한 아기 피부에도 사용할 수 있는 오일. 피부 자극이 적고, 안전한 성분으로 만들어져 있으며 보습력도 뛰어나다. 클렌징오일로도 사용할 수 있다.

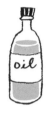

마사지 오일

마사지를 위한 전용 오일. 피부에 자극이 없고, 잘 흡수된다. 피부를 촉촉하게 해주는 보습효과가 있는 오일도 있고, 은은한 향기로 편안함을 주는 제품도 있다.

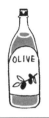

올리브 오일

요리할 때 쓰는 올리브 오일을 사용해도 좋다. 먹어서 몸에 좋은 것은 피부에도 좋다.

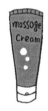

마사지 크림

수분과 유분이 균형 있게 포함되어 있는 마사지 전용 크림. 윤기를 주는 성분이나 피부에 탄력을 높여주는 성분이 든 제품도 있다.

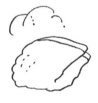

스팀 타월

수건을 물에 살짝 적셔서 전자레인지로 가열하면 집에서도 간단히 만들 수 있다(55쪽 참조). 따뜻한 수건은 누워서 얼굴에 올려놓기만 해도 혈액순환이 개선되고 굳어져 있던 얼굴 근육이 이완되는 효과가 있다.

뱃속을 편안하게 해주는
혈자리를 누른다

효과

1. 뱃속이 편치 않고 소화가 잘 안 될 때는 혈자리를 누르기만 해도 장의 활동이 활발해질 수 있다. 손이나 발에도 장과 연관된 혈자리가 있으므로 가볍게 시도해보자.

2. 손으로 혈자리를 누르면서 천천히 숨을 내쉬고, 손을 뗄 때 들이마신다. 자연스럽게 깊고 느린 호흡이 가능해지면서 정체된 혈류가 좋아지고 마음도 편안해진다.

3. 혈자리를 잘 모르는 사람은 배에서 잡기 쉬운 부분을 부드럽게 주물러 풀어주기만 해도 효과가 있다.

장의 컨디션이 안 좋을 때 손쉬운 방법으로 자극하자.

장은 단순한 소화기관이 아니다. 음식물을 분해하고 흡수할 뿐만 아니라 불필요한 노폐물이나 독소를 배출한다. 그리고 체내 면역세포는 대부분 장에 모여 있다. 때문에 장이 정상적으로 기능하느냐에 따라 심신의 안정과 건강이 좌우된다. 즉 건강한 장은 질병에 강한 몸을 만드는 열쇠인 셈이다.

장의 컨디션이 나쁘면 몸의 어딘가에 이상 증상이 나타나거나 우울감, 권태감을 자주 느낀다. 그럴 때는 장운동을 활성화시키는 혈자리를 눌러보자. 배나 허리 등 장에 가까운 곳만이 아니라 손발에도 장과 관련된 혈자리가 있으므로 언제 어디서나 손쉽게 눌러볼 수 있다. 장 자체를 자극하는 것도 효과가 있으므로 배를 부드럽게 주물러 풀어주는 것도 좋다.

장이 편안해지는 혈자리를 직접 자극하는 법

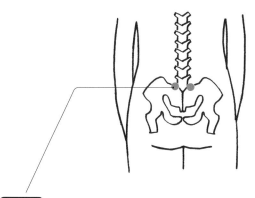

대장유

척추와 골반이 만나는 부분에 있는 혈자리. 척추에 손가락을 대고 위에서부터 더듬어 내려가자. 골반과 만나는 부분이 만져지면 그곳이 대장유다. 대장의 움직임을 정상적으로 돌아오게 해주는 혈자리로 변비나 설사 등의 증상을 완화시켜주고 좌골 신경통, 요통에도 효과를 발휘한다.

등을 바닥에 대고 똑바로 누워서 양 주먹을 등 아래쪽에 댄다. 무릎을 굽혀 다리를 세우고 좌우로 움직이면 자신의 체중을 이용해서 가장 알맞게 누를 수 있다.

대거, 천추

126, 127쪽에서 소개한 대거, 천추를 자극하는 것도 좋다. 장운동을 도와 대거는 변비해소, 천추는 소화촉진에 효과가 있다.

손에 있는 장의 혈자리 누르는 법

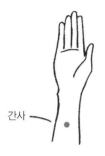

간사

간사

누르는 법 : 손목 안쪽의 중앙 부분에 있는 혈자리. 손목에서 팔꿈치 쪽으로 손가락 5개만큼 떨어진 곳이다. 엄지를 이용해서 약간 아플 정도로 누른다.

효과 : 특히 변비에 효과적이다. 화장실에서 시간이 오래 걸릴 때는 배에 힘을 주면서 동시에 이곳을 누르면 좋다. 위장 통증이나 생리통 등을 완화해주는 효과도 있다.

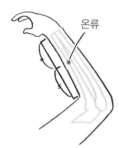

온류

온류

누르는 법 : 팔꿈치를 접을 때 생기는 주름과 손목의 주름 사이에 위치한다. 중심에 엄지를 대고 팔 전체를 붙잡듯이 강하게 쥐고 힘을 가한다.

효과 : 스트레스로 발생하는 설사나 위장의 여러 불편한 증상에 효과를 발휘한다. 울렁증이나 불안이 많은 사람은 이 혈자리를 누르면 기분이 편안해진다.

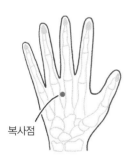

복사점

복사점

누르는 법 : 손등 위 중지와 약지의 뼈가 만나는 부분에서 움푹 들어간 곳보다 조금 위에 있다. 엄지를 혈자리에 대고 반대편인 손바닥에 검지를 댄 뒤, 두 손가락으로 집듯이 누른다.

효과 : 설사점이라고 부를 정도로 즉각 효과가 나타나는 혈자리다. 전철에 타고 있을 때처럼 곧바로 화장실에 갈 수 없는 상황에서 위급하게 배가 아플 때 도움이 된다.

다리와 발에 있는 장의 혈자리 누르는 법

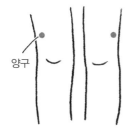

양구

누르는 법 : 무릎 뼈에서 바깥쪽으로 손가락 3개 정도 위에 있다. 주먹을 쥐고 검지의 두 번째 관절을 이용해 상하로 문지른다. 의자에 앉은 상태에서 누르면 좋다.

효과 : 장의 움직임을 개선하고 수분을 제대로 흡수할 수 있도록 해준다. 과식이나 과음에 의한 설사, 변비 등의 증상을 완화한다.

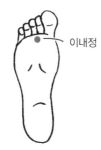

이내정

누르는 법 : 발바닥에서 검지발가락이 연결된 부분에 위치한다. 갑자기 설사를 할 때 눌러보자. 검지 혹은 엄지 끝을 이용해 누른다.

효과 : 식중독으로 발생한 증상에 효과를 발휘한다. 숙취나 입덧 등 메스꺼움을 완화하고, 컨디션을 회복해준다. 뜸으로 따뜻하게 해주는 것도 추천한다.

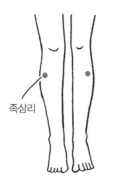

족삼리

누르는 법 : 무릎 뼈 아래쪽에서 가장 움푹 들어간 부분. 중지나 엄지를 이용해서 바깥쪽부터 힘을 넣어 뼈를 꾹 눌러보자.

효과 : 위장의 불편한 증상을 가라앉히고 붓기를 빼준다. 몸 전체의 자가치유력을 증가시켜주고 발의 피로를 푸는 효과도 있다.

귀 주변을 눌러서
머리를 상쾌하게

효과

1. 귀 주변을 눌렀을 때 통증이 느껴지면 혈액순환이 좋지 않다는 증거다. 부드럽게 풀어주자.

2. 귀의 앞과 뒤를 기분 좋게 느껴지는 정도로 5번만 누르면 되므로 언제, 어디서나 할 수 있다.

3. 어깨 결림 때문에 불편할 때는 귀 전체를 손으로 가볍게 잡아서 움직이자. 혈액순환이 좋아지고 어깨의 뻐근함이 풀린다.

혈액순환을 촉진하면서 혈자리를 자극해서 상쾌해진다.

불안할 때 저도 모르게 귀를 만지는 사람이 있다. 그것은 단순히 버릇이 아니라 깊은 의미가 담겨 있다. 귀에는 몸이나 마음에 영향을 주는 혈자리가 많이 있다. 다음 페이지의 그림을 참고해 불편한 증상이 있다면 30초 정도 강하게 눌러보자. 시간이 있을 때는 귀 전체를 자극할 수 있는 귀 마사지를 시도해보자.

귀를 태아라고 생각하면 위치를 떠올리기 쉽다(139쪽 참조). 아기 몸의 각 부위와 효과가 나타나는 부분이 연결되어 있다. 아기를 만지는 것처럼 부드럽게 돌보기 바란다.

머리가 상쾌해지는 귀의 혈자리

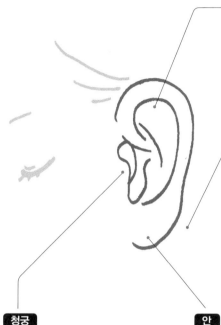

신문

귀 위쪽에서 연골이 움푹 팬 곳에 있는 혈자리. 짜증 나는 마음을 진정시켜준다. 잠이 오지 않을 때 누르면 마음이 편안해지면서 잠이 잘 온다.

예풍

입을 벌리면 움푹 들어가는 귀의 뒷부분에 있다. 혈액순환을 도와 두통, 어깨 결림 등을 개선한다. 얼굴의 칙칙함이나 다크서클, 붓기 등에도 효과가 있다.

청궁

귀에서 얼굴 쪽에 있는 연골의 앞부분. 피로나 스트레스, 수면 부족으로 인한 두통을 개선한다. 이명이나 귀가 먹먹하게 느껴질 때 누르면 증상을 완화해준다.

안

귓불의 중심보다 조금 아래. 만졌을 때 약간 통증이 느껴지는 부분이다. 눈이 피로하고 침침하다면 귓불을 마사지하자.

간단한 귀 마사지

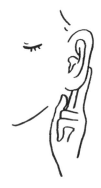

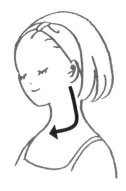

1. 귓불 뒤를 누른다.
검지와 중지를 붙이고 귓불 뒤 움푹 들어간 부분(예풍)에 대고 가볍게 6번 누른다.

2. 귀 뒤부터 쇄골까지 림프를 밀어낸다.
1에서 누른 부분부터 쇄골까지 손바닥으로 쓰다듬어 내린다. 좌우 동시에 6번 밀어낸다.

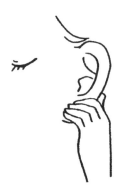

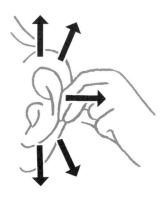

3. 귓불을 주물러 푼다.
안 혈자리를 중심으로 귓불 전체를 주물러 푼다. 가볍게 6번 정도 잡아당기면서 풀어 주자.

4. 귀를 바깥쪽으로 잡아당긴다.
귀를 손가락 끝으로 잡고 바깥쪽으로 가볍게 잡아당긴다. 위치를 바꾸면서 전체적으로 자극을 준다.

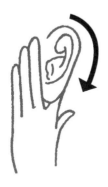

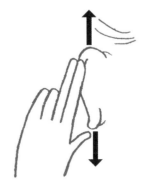

5. 귀를 손가락에 끼우고 스트레칭한다.
중지와 검지 사이에 귀를 끼우고 뒤쪽으로
원을 그리듯이 움직인다. 6번 한다.

6. 귀를 앞으로 접어서 상하로 움직인다.
귀를 앞으로 접은 뒤 상하로 6번 정도 움직
인다. 이렇게 하면 귀가 따뜻해진다.

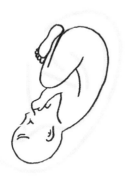

귀의 혈자리는 태아와 같다.

귀의 혈자리는 태아를 떠올리면 이해하기
쉽다. 귀의 각 부분을 태아로 연상하고 신체
부위와 연결해서 생각하면 된다. 아기를 보
살피듯이 귀를 사랑해주자.

스트레스 받을 때는
손의 혈자리를 누른다

효과

1. 손에는 초조한 마음을 진정시켜주는 혈자리가 많다. 언제 어디서나 누를 수 있으므로 회사에서나, 일상생활에서나 스트레스를 느꼈을 때 바로 할 수 있다.

2. 불안이나 긴장이 풀어지므로 잠이 오지 않을 때 해도 효과적이다. 이불 속에서 누르다 보면 나도 모르게 잠이 든다.

손과 마음은 연결되어 있다.

바쁜 업무, 인간관계의 어려움, 육아, 수면 부족 등 우리는 매일 다양한 스트레스에 노출되어 있다. 각자 자기만의 방법으로 스트레스를 해소하며 살아가지만 현실적인 어려움이 많다. 잠을 푹 자거나 훌쩍 여행을 떠나서 기분을 전환하면 좋겠지만 늘 그렇게 할 수는 없다. 그래서 추천하는 것이 손의 혈자리를 누르는 일이다.

손에는 우리 마음과 직결된 혈자리가 많이 있다. 손을 누르는 정도는 아무리 바쁘고 피곤해도 할 수 있다. 특히 손바닥의 중심에 있는 심포구를 누르면 노궁도 함께 자극할 수 있으므로 이곳부터 시도해보면 좋을 것이다.

마음 상태에 맞게 누르면 좋은 혈자리

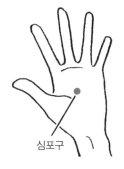

심포구

안절부절못할 때 – 심포구

누르는 법 : 손바닥의 중심 부근. 천천히 주물러 풀어주듯이 마사지하면 스트레스에 효과적인 혈자리 노궁(142쪽)도 동시에 자극할 수 있다.

효과 : 심장과 교감신경에 작용하는 일로 편안함을 주고 초조한 마음이 진정된다. 불면증과 만성피로에도 좋다.

지나치게 긴장될 때 – 심혈

누르는 법 : 손바닥 쪽 중지의 첫 번째 관절 중앙에 위치한다. 반대쪽 엄지와 검지를 이용해 앞뒤로 잡고 통증을 느끼지 않을 정도로 누르면 된다.

효과 : 온화한 기분으로 이끄는 혈자리다. 자율신경과 관련이 있어 긴장감, 두근거림을 줄여준다.

심혈

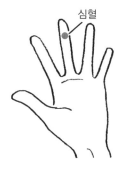

마음 상태에 맞게 누르면 좋은 혈자리

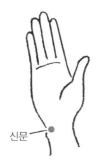

신문

불안할 때 – 신문

누르는 법 : 새끼손가락 쪽에 있는 손목 주름에서 살짝 들어간 부분. 엄지를 댄 상태에서 손목을 쥐고 조금 강한 힘으로 30번 정도 누르면 효과가 나타난다.

효과 : 이곳은 마음과 이어져 있다고 여기는 혈자리다. 긴장감, 불안, 초조함 등을 줄여주는 효과가 있다.

정신없고 산만할 때 – 합곡

누르는 법 : 손등 쪽 엄지와 검지의 뼈가 교차하면서 움푹 들어간 곳에서 조금 위에 있다. 강하게 누르면 아프니 엄지 안쪽으로 주물러주듯이 누른다.

효과 : 자율신경을 바로잡아준다. 산만한 마음을 안정시키는 효과를 발휘한다.

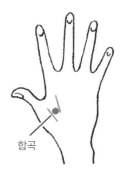

합곡

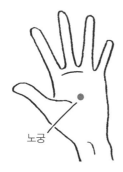

노궁

침울하고 외로울 때 – 노궁

누르는 법 : 손바닥 중심에 있는 혈자리다. 눌렀을 때 통증을 느끼는 사람은 현재 스트레스가 많이 쌓인 상태다. 자주 꾹꾹 눌러 풀어주자.

효과 : 혈류가 증가해서 몸의 긴장이 완화된다. 기분전환 효과도 있으니 마음이 부정적인 방향으로 기울 때 눌러보자.

잠이 오지 않을 때 - 중충

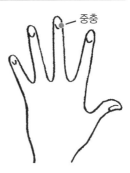

중충

누르는 법 : 중지의 손톱 뿌리에서 2~3mm 아래로 내려간 뒤 검지 쪽으로 조금 이동한 곳. 손톱이나 면봉 등을 이용해 누르면 효과가 있다. 약간 아플 정도로 눌러도 괜찮다.

효과 : 몸에 힘을 빼주고 편안하게 이완시켜주는 효과가 있다. 잠이 오지 않을 때 누르면 긴장이 풀리고 깊이 잠들 수 있다. 숙면을 취해 아침에 상쾌하게 눈이 떠진다.

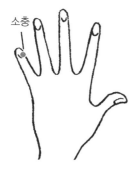

소충

마음이 초조할 때 - 소충

누르는 법 : 새끼손가락의 손톱 뿌리에서 약지 쪽으로 조금 이동한 곳에 위치한 혈자리다. 반대쪽 손의 엄지와 검지로 잡고 약간 아플 정도로 세게 누른다.

효과 : 스트레스를 줄여주고 편안함을 준다. 초조한 기분을 진정시키는 효과도 있다. 잠이 오지 않을 때 누르는 것도 추천한다.

속이 메스꺼울 때 - 내관

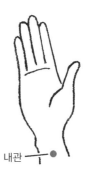

누르는 법 : 손목의 주름에서 손가락 3개만큼 팔꿈치 쪽으로 내려간 곳의 중앙에 위치한다. 힘을 주면 솟아오르는 2개의 근육 중심에 있다. 엄지와 검지를 이용해 앞뒤를 잡고 꾹 누르면 좋다.

효과 : 가슴에 뭔가 얹힌 듯한 답답함이나 메스꺼움을 없애주는 데 효과가 있다. 멀미, 입덧, 숙취 등으로 고생할 때 이곳을 누르면 편안해진다.

내관

마사지로 다리를
부드럽게 한다

효과

1. 평소에 별로 움직이지 않는 사람은 넓적다리에 노폐물이 쌓이기 쉽다. 마사지로 혈류를 촉진하면 다리가 시원해지고, 셀룰라이트 분해가 촉진되어 다리 라인이 예뻐진다.

2. 장딴지가 딱딱한것은 건강 상태가 별로 좋지 않다는 신호다. 마사지로 부드럽게 풀면서 따뜻하게 해주면 온몸의 불쾌감이 줄어든다.

딱딱한 넓적다리, 종아리는 건강의 적신호

자신의 넓적다리나 종아리를 만져본 적이 있는가? 지금 바로 만져보고 건강상태를 체크해보자. 만약 딱딱한 상태라면 옐로카드다. 그대로 방치하면 조만간 각종 증상이 나타날 것이다.

다리 마사지는 건강에도, 미용에도 좋다.

발은 심장에서 멀기 때문에 혈류가 나빠지기 쉽다. 그렇기에 의식적으로 마사지를 해서 혈류를 촉진해주면 분명히 효과가 나타난다. 반드시 부드러워질 때까지 주물러 풀어주자. 건강은 물론 미용에도 도움이 된다.

종아리 마사지하는 법

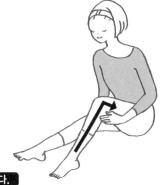

1. 종아리 전체를 문질러준다.

양손으로 발목을 잡는다.
그대로 무릎을 향해 일정한 힘으로 5번 밀어올린다.

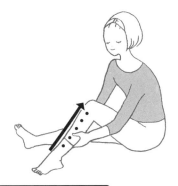

2. 정강이뼈의 양쪽을 아래에서 위로 눌러간다.

양손의 엄지를 이용해서 정강이뼈의 양쪽을 누른다.
발목에서 무릎을 향해 꾹꾹 누르면서 올라간다.
양쪽 종아리를 1번씩 하면 된다.

넓적다리 마사지하는 법

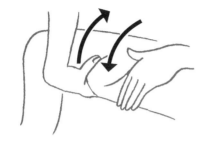

1. 수건을 짜듯이 비틀어준다.
수건을 짜듯이 넓적다리 전체를 비틀며 마사지한다. 오일을 바르고 하면 좋다.

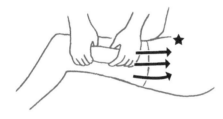

2. 살을 잡고 엉덩이 쪽으로 당긴다.
넓적다리의 살을 쥐고 엉덩이 쪽을 향해 조금씩 당긴다. 허벅지 안쪽과 바깥쪽을 똑같이 2번씩 한다.

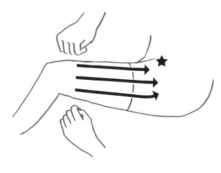

3. 주먹을 이용해 무릎부터 엉덩이 쪽으로 밀어낸다.
양손을 주먹 쥐고 무릎에 댄 후 엉덩이 쪽을 향해 일정한 방향으로 밀어낸다. 넓적다리 앞쪽, 안쪽, 바깥쪽, 뒤쪽을 각 4번씩, 양쪽 다리 모두 한다.

무릎 뒤 마사지

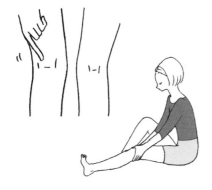

1. 맥이 잡히는 부분을 찾는다.

바닥에 앉아 한쪽 무릎을 세우고, 한쪽은 앞으로 쭉 편다. 쭉 뻗은 쪽 무릎 뒤를 손가락으로 누르면서 손가락 끝에 맥박이 뛰는 것이 느껴지는 부분을 찾는다.

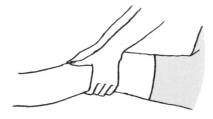

2. 무릎 뒤를 5초간 누른다.

앞에서 찾은 맥박 뛰는 위치에서 벗어나지 않도록 양손으로 엄지 이외의 손가락을 대고 5초간 강하게 누른다.

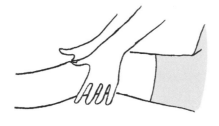

3. 꾹 누르고 있던 손을 확 뗀다.

누르고 있던 손을 확 뗀다. 누른 부분을 잠시 문지르고 다시 강하게 누른다. 양쪽 다리 모두 10회씩 누르고 떼길 반복한다.

하루 한 번
발로 다리를 문지른다

효과

1. 다리는 심장에서 멀기 때문에 혈액순환이 잘 안 되고, 붓기 쉽다. 가볍게 자극해주면 혈류가 촉진되고 온몸이 따뜻해진다.
2. 한쪽 다리로 다른 한쪽 다리를 문지르면 혈류가 촉진되어 붓기가 빠지고 발목과 종아리가 가늘어진다.
3. 발바닥에는 중요 혈자리가 많아 잘 문지르면 불편한 증상들이 해소된다.

앉아서도 할 수 있는 다리 마사지

다리 마사지는 냉증을 개선하는 데 효과적이다. 다만 다리를 마사지하려면 당연히 몸을 굽혀야 하는데, 그러면 아무래도 허리에 부담이 간다. 그래서 추천하는 것이 한쪽 다리로 다른 한쪽 다리를 문지르는 방법이다. 이것은 의자에 앉은 상태에서도 할 수 있다. 앉아서 다리 문지르기는 텔레비전을 보거나 책을 읽으면서도 할 수 있다. 도구도 필요 없고, 허리를 굽히지 않고도 할 수 있다.

잠이 오지 않을 때는 누워서 다리를 문지르자.

누워서 다리를 문지르는 것도 추천한다. 몸이 따뜻해지고 마음이 편안해지므로 졸음이 온다면 그대로 자면 된다.

앉아서 다리 문지르는 법

1. 안쪽을 문지른다.

오른쪽 발바닥의 중간 부분을 왼발 안쪽의 복사뼈에 대고 상하로 문지른다. 반대쪽도 똑같이 8번씩 한다.

2. 바깥쪽을 문지른다.

오른쪽 발등을 왼발 바깥쪽의 복사뼈에 대고 상하로 8번 정도 문지른다. 반대쪽도 똑같이 한다.

3. 아킬레스건을 문지른다.

오른발의 엄지발가락과 검지발가락으로 왼발의 아킬레스건을 집고 상하로 8번 문지른다. 반대쪽도 똑같이 한다.

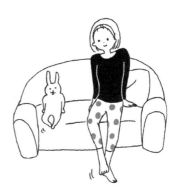

앉아서 다리 문지르는 법

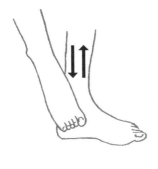

1. 안쪽을 문지른다.

오른쪽 발바닥의 중간 부분을 왼발 안쪽
의 복사뼈에 대고 상하로 문지른다.
반대쪽도 똑같이 8번씩 한다.

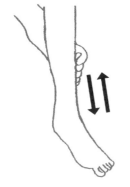

2. 바깥쪽을 문지른다.

오른쪽 발등을 왼발 바깥쪽의 복사뼈에
대고 상하로 8번 정도 문지른다.
반대쪽도 똑같이 한다.

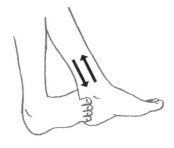

3. 아킬레스건을 문지른다.

오른발의 엄지발가락과 검지발가락으로
왼발의 아킬레스건을 잡고 상하로 8번
문지른다. 반대쪽도 똑같이 한다.

자기 전에 할 수 있는 다리 문지르기

1. 옆으로 눕는다.

그대로 잘 수 있도록 이불이나
침대 위에 옆으로 눕는다.

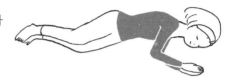

2. 무릎이 바닥에 닿도록 몸을 돌린다.

위쪽에 놓인 다리의 무릎을 굽
히면서 그 무릎이 바닥에 닿을
때까지 몸 전체를 숙인다.

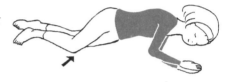

3. 위쪽 발등으로 아래쪽 다리의 종아리를 상하로 문지른다.

굽힌 다리의 발등이 아래쪽 종
아리에 닿도록 휘감아 상하로
문지른다. 좌우 20~30번 정도
한다.

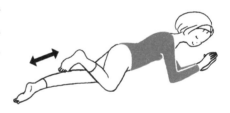

림프샘을 풀어
노폐물을 제거한다

효과

1. 림프의 순환이 원활해지면 노폐물이 배출되고 온몸의 붓기가 해소된다. 면역력도 좋아진다.
2. 혈류도 좋아지므로 피로가 쉽게 풀린다.
3. 림프가 모이는 겨드랑이 아래, 고관절, 서혜부 등의 림프샘을 가볍게 풀면 전신에 효과가 나타난다.

림프의 순환이 잘 안 되면 피로, 노화가 빨라진다.

몸에 들어온 독소는 림프로 옮겨져서 밖으로 배출된다. 따라서 림프의 순환이 원활하지 못하면 잘 부을 뿐 아니라 면역기능이 저하되고 신진대사도 나빠져서 피부 노화가 빨라질 수도 있다.

림프샘을 풀면 모든 림프에 효과를 준다.

림프관은 혈관과 마찬가지로 몸속을 돌고 있다. 림프샘은 그 림프관이 모이는 곳이다. 즉 림프의 순환을 좋게 하고 싶다면 림프샘을 집중적으로 마사지하면 된다. 동시에 혈류도 좋아지고 피로가 풀린다.

우리 몸의 대표적인 림프샘

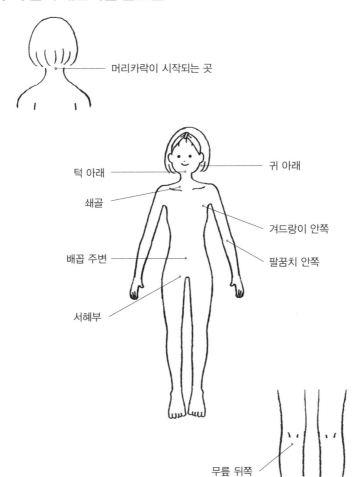

머리카락이 시작되는 곳

턱 아래

귀 아래

쇄골

겨드랑이 안쪽

배꼽 주변

팔꿈치 안쪽

서혜부

무릎 뒤쪽

문지르기만 하면 되는 림프 마사지

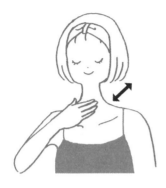

쇄골

오른손 중지와 약지 사이에 쇄골을 두고 그대로 좌우로 마사지해준다. 좌우 20번씩 한다.

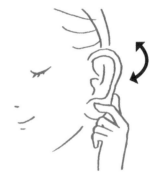

귓불

귓불을 부드럽게 쥐고 조금씩 흔든다. 얼굴에 움직임이 느껴질 정도면 된다. 너무 세게 하면 안 된다. 좌우 20번씩 한다.

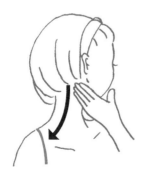

목덜미

귀 뒤에 손바닥을 대고 어깨까지 밀어낸다. 위에서 아래, 일정한 방향으로 좌우 10번씩 한다.

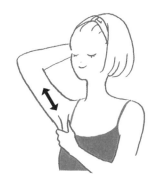

겨드랑이 아래

겨드랑이 아래에 손바닥을 대고 엄지를 붙인다. 엄지로 지탱하면서 상하로 20번 씩 문지른다.

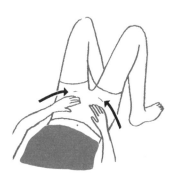

서혜부

등을 바닥에 대고 누워서 무릎을 세운다. 서혜부에 엄지를 제외한 손가락을 대고 바깥쪽에서 안쪽으로 모으듯이 밀어준다.

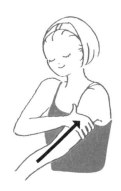

팔꿈치

오른손으로 왼쪽 팔꿈치를 잡고 어깨를 향해 문질러준다. 반대편도 똑같이 5번씩 한다.

머리 마사지로
뭉쳐 있는 두피를 풀어준다

효과

1. 두피를 풀어주면 어깨 결림, 요통, 불면증 같은 증상도 개선된다.
2. 두피를 만져서 딱딱하게 느껴진다면 뭉쳐 있다는 증거. 두피 전체를 주물러 풀어주면 두통도 줄어든다.
3. 두피가 부드러워지면 혈액순환이 좋아져서 머리카락에 윤기가 생긴다.

쉽게 낫지 않는 어깨 결림이 두피 때문?

평소 어깨 결림과 허리 통증을 느껴도, 굳어진 두피를 의식하는 사람은 거의 없다. 사실 두피는 비교적 잘 뭉치는 부위다. 두피를 풀어주면 전신의 여러 불편한 증상이 개선되기도 한다.

혈자리와 마사지를 조합해서 온몸을 풀자.

머리를 만져보고 딱딱하게 느껴지면 손가락 끝으로 마사지를 해보자. 머리와 이어져 있는 목과 어깨의 뻐근함이 풀어질 것이다. 머리에는 몸의 각 부분과 이어지는 혈자리가 많으므로 기억해두면 좋다. 마사지와 조합하면 효과가 배가된다.

156

머리에 있는 주요 혈자리

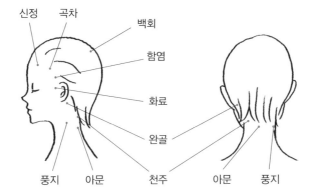

신정 곡차 백회 함염 화료 완골
풍지 아문 천주 아문 풍지

백회 정수리의 중심. 누르면 조금 아프다. 자율신경을 조절하고 몸과 마음의 여러 불편 증상들을 줄여준다.

신정 이마에서 머리카락이 시작되는 지점부터 새끼손가락 1개만큼 뒤쪽. 만성비염이나 부비동염 증상에 효과적이다.

곡차 신정에서 손가락 1개 반 정도 바깥쪽. 코에 영향을 주는 혈자리로 비염이나 코막힘, 코피, 두통 등에 효과가 있다.

함염 관자놀이에서 엄지 2개만큼 위쪽. 현기증이나 이명, 편두통, 후두부 통증에 효과가 있다.

화료 귀의 연골 앞에 움푹 들어간 부분. 두통, 눈이 피로하거나 침침할 때 눌러주면 좋다.

완골 입을 열었을 때 귀 뒤쪽에 움푹 들어가는 부분. 편두통, 현기증, 어지러움 등을 개선한다.

천주 목덜미에 머리카락이 나기 시작하는 곳에서 바깥쪽에 있는 푹 꺼진 부분. 자율신경을 조절하고 두통과 어깨 결림을 완화한다.

아문 목 뒤에 머리카락이 나기 시작하는 곳 바로 아래 움푹 들어간 부분. 두통이나 뻐근한 등, 후두부의 통증을 완화한다.

풍지 후두부에서 귀 뒤의 목덜미 부분. 천주에서 살짝 아래로 내려와 손가락 1개만큼 바깥쪽에 위치한다. 혈류를 개선하고 통증이나 피로를 풀어준다.

머리를 감을 때 하는 혈자리 마사지

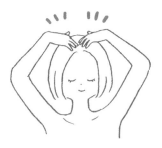

1. 누른다.

양손의 손가락을 머리 앞쪽에 댄다. 손가락
끝에 힘을 넣어 누르듯이 전체를 2분 정도
마사지한다. 반대쪽도 똑같이 8번씩 한다.

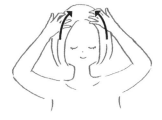

2. 문지른다.

관자놀이 옆 머리카락이 나는 곳에 손가락
을 대고 조금 힘을 주면서 위로 밀어올린다.
2분 동안 한다.

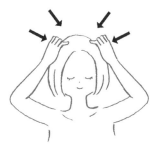

3. 두드린다.

양손의 손가락 끝을 이용해서 리드미컬하게
톡톡 두드린다. 2분 동안 두피 전체에 자극
을 주자.

목적에 따라 다른 혈자리 마사지법

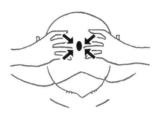

윤기 있는 머리카락을 갖고 싶다면
중지와 약지를 정수리에 있는 백회라는 혈
자리에 갖다 댄다. 남은 손가락으로 머리 전
체를 집으면서 꾹 누른다. 5초씩 2번 한다.

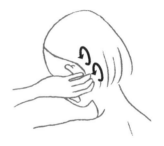

눈의 피로와 어깨 결림을 풀고 싶다면
귀 뒤에서 목덜미로 이어지는 완골, 풍지,
천주에 검지와 중지를 댄다. 손가락 안쪽을
이용해서 빙글빙글 원을 그리듯이 20회 정
도 마사지한다.

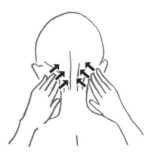

휴식과 숙면이 절실하다면
풍지, 천주 혈자리에 검지, 중지, 약지를 갖
다 댄다. 숨을 내뱉으면서 천천히 누르고,
중심을 향해서 밀어올린다. 3번 한다.

발목 돌리기로
하반신의 혈류를 개선한다

효과

---

1. 발목을 돌리면 말단의 혈류가 촉진되어 각종 증상이 개선된다.

2. 수분이나 노폐물의 대사가 활발해지고 하반신의 붓기가 가라앉는다.

3. 일상적으로 하면 골반의 틀어짐도 조금씩 회복된다.

발끝이 차가운 사람은 온몸의 혈류가 나쁘다.

심장에서 멀리 있는 발은 혈류가 나빠지기 쉬운 부분이다. 특히 말단인 발끝은 나이가 들수록 순환이 잘 되지 않는 경우가 많다. 발끝이 차갑다면 이미 냉증이 시작된 것이다.

발목을 돌려서 움직이면 말단의 혈류가 촉진된다.

어떻게 하면 발끝까지 혈액순환이 원활해질까? 간단한 방법은 발목을 돌리는 것이다. 시계방향과 반시계방향으로 각각 20번 정도 하면 발이 점차 따뜻해진다. 발가락 돌리기나 발가락 가위바위보를 함께 더욱 좋다. 좌우를 균등하게 하면 골반의 틀어짐도 서서히 바로잡힌다.

발목 돌리기

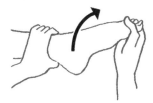

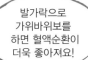

1. 시계방향으로 돌린다.

의자에 앉아서 오른발을 왼쪽 허벅지
위에 올린다. 발목을 누르고 발끝을
손으로 잡은 후 시계방향으로 20번
돌린다.

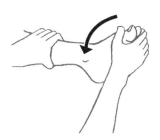

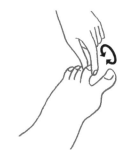

2. 반시계방향으로 돌린다.

이번에는 반시계방향으로 20번 돌린
다. 최대한 원을 크게 그리면서 돌리
면 더욱 좋다.

3. 발가락도 돌린다.

같은 자세에서 발가락을 하나씩 잡고
시계방향, 반시계방향으로 20번씩
돌린다. 양쪽 발 모두 1, 2, 3을 한다.

PART 5

모세혈관을 되살리는
생활습관 만들기

아무리 좋은 음식을 먹고, 열심히 마사지를 해도, 매일의 생활패턴이 엉망이면 별로 효과가 없다. 몸도 마음도 건강한 상태를 유지해야 인생을 더 즐겁게 살 수 있는 것 아닐까? 혈액순환이 좋아지는 생활습관 만들기 아이디어를 모아보았다.

햇빛을 받으며
하루를 시작한다

효과

1. 햇빛을 받으면 자율신경의 균형이 바로잡힌다. 혈액순환도 좋아지고 상쾌하게 잠에서 깰 수 있다.
2. 햇빛을 받으면 멜라토닌melatonin이 자연스럽게 분비된다. 멜라토닌 분비가 활성화되면 불면증이 사라지고 푹 잘 수 있다.
3. 마음의 균형을 잡아주는 세로토닌이 분비된다. 짜증 나는 기분이 사라지고 집중력이 올라간다. 행복한 기분이 된다.

생물은 기본적으로 햇빛을 받아야 한다.

온종일 집 안에 틀어박히면 기분이 답답해지고 밤에 잠이 오지 않는다. 단순히 활동량이 적어서 그런 것만은 아니다. 햇볕을 받지 않아서 체내시계가 뒤죽박죽되었을 수도 있다. 그런 상태를 그대로 방치해서는 안 된다. 그런 상태는 점차 우울증이나 자율신경실조증으로 발전할 가능성이 있기 때문이다.

이때 체내시계를 초기화할 필요가 있다. 그러면 아침에 상쾌하게 일어나고, 밤에는 자연히 졸음이 쏟아진다. 체내시계 초기화 방법은, 바로 햇빛을 충분히 받는 것이다. 아침에 일어나면 일단 창문을 열고 햇빛을 충분히 받자. 눈부시다고 느낄 정도로 햇볕을 충분히 받는 것이 중요하다. 우리 몸은 햇빛을 받으면 행복 호르몬인 세로토닌을 분비한다. 또한 멜라토닌 덕분에 밤에 숙면할 수 있다.

햇빛을 꼭 받아야 하는 이유

체내 비타민D가 증가해 뼈가 튼튼해진다.

뼈를 강하게 하는 칼슘은 비타민D의 작용이 없으면 뼈에 축적되지 않는다. 비타민D는 피부에 자외선이 닿으면 생성된다.

세로토닌이 생성되어 기분을 안정시켜준다.

소위 행복 호르몬이라 불리는 세로토닌은 정신을 안정시켜주는 신경전달물질이다. 이것은 햇빛을 받으면 합성된다. 긍정적인 기분이 될 뿐만 아니라 내장기관의 불균형을 바로잡는 효과가 있다.

혈압이 내려간다.

자외선을 받으면 혈압을 떨어뜨리는 물질이 혈액 속에 분비된다. 하루 20분 정도 햇빛을 받으면 심장병이나 뇌졸중도 예방할 수 있다.

체내시계가 정상화된다.

인간은 하루 5분에서 수십 분까지 체내시계가 늦어진다. 햇빛을 받으면 체내시계가 초기화되어 매일 같은 리듬으로 생활할 수 있게 된다.

밤이 되면 숙면과 회복을 돕는 멜라토닌이 분비된다.

잠을 유도하는 호르몬인 멜라토닌은 햇빛을 받으면 분비된다. 낮에 분비된 세로토닌 분비량이 적으면 멜라토닌도 제대로 분비되지 않는다.

외출하기 전에
태양경배 체조

효과

1. 요가의 준비운동에 해당하는 태양경배 체조는 유산소 운동 효과가 있어 신진대사를 활성화시켜준다.
2. 깊은 호흡에 신경 쓰면서 동작을 하다 보면 마음까지 편안해진다.
3. 뇌의 기능을 향상시켜 기억력, 집중력이 올라간다.

적당한 유산소 운동으로 몸의 구석까지 혈액을 순환시킨다.

요가는 굉장히 추천하고 싶은 운동이지만 왠지 선뜻 시작하기 어려운 점도 없지 않다. 그런 사람은 요가의 준비운동 중 하나인 태양경배 체조를 따라 해보자. 초심자도 간단히 할 수 있는 데다 다이어트, 체질개선, 스트레스 해소에도 효과가 있다.

1세트에 3분 정도면 끝나므로 매일 아침 출근하기 전에 해보자. 출근하기 싫어서 무거워진 마음을 조금이나마 가볍게 만들어줄 것이다. 하고 나면 신기하게도 기분이 상쾌해진다. 유산소 운동을 하면 신진대사가 활발해질 뿐만 아니라 속근육도 단련된다. 그러면 점점 살이 잘 빠지는 몸이 될 수 있다.

태양경배 체조 하는 법

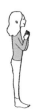
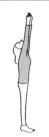

1. 양손을 가슴 앞에 모은다.

2. 양 손바닥을 마주한 채 숨을 들이마시며 손을 머리 위로 올린다.

3. 손을 내리고 숨을 내쉬며 몸을 앞으로 숙인다.

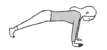
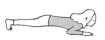

4. 숨을 들이마시며 고개를 들고 등을 편다. 앞을 본다.

5. 숨을 내쉬며 양발을 뒤로 보내 팔굽혀펴기 자세를 유지한다.

6. 숨을 들이마시며 턱과 가슴을 바닥에 대고 얼굴을 들어 앞을 본다.

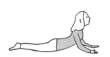

7. 숨을 내쉬며 팔을 펴고 상체를 들어올린다. 골반과 다리는 바닥에 붙인 채로 발끝을 편다.

8. 숨을 들이마시며 엉덩이를 들어올리고 손으로 바닥을 집고 발뒤꿈치를 바닥에 붙인다. 숨을 내쉰다.

9. 숨을 들이마시며 상반신을 들어올리고 앞을 본다.

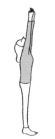
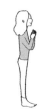

10. 숨을 내쉬며 상반신을 아래로 내리고, 양쪽 발 옆에 양 손바닥을 댄다.

11. 숨을 들이마시며 상반신을 올려 바르게 선 다음 양손을 머리 위로 올리고 손바닥을 마주한다.

12. 숨을 내쉬며 양손을 내려 다시 가슴 앞에 모은다.

다이아몬드 축으로
운동량을 늘린다

효과

1. 정수리, 미간, 명치, 배꼽, 꼬리뼈가 일직선이 되도록 반듯하게 선다.
2. 몸의 좌우균형이 좋아지고 틀어진 부위가 바로잡힌다.
3. 몸을 곧게 유지하면 자연히 신진대사가 활발해지고 혈액순환도 좋아진다.

7개의 차크라와 우주, 대지를 연결하자.

요가에서는 몸의 에너지 출입구를 '차크라'라고 부른다. 차크라는 정수리, 미간, 목 가운데, 가슴 가운데, 배꼽, 천골, 골반저근 등 7곳에 있다. 이 7개의 차크라와 대지, 우주를 일직선으로 연결한 것을 '다이아몬드 축'이라고 부른다. 아유르베다에서는 정수리 위의 우주부터 내 몸을 통과해 발아래 대지까지, 이 다이아몬드 축을 항상 일직선으로 유지하면 건강한 몸을 얻을 수 있다고 한다.

앉고, 서고, 걸을 때 일직선을 유지하는 것만으로 살이 빠진다.

섰을 때는 물론 앉고, 웅크리고, 걷는 등의 일상적인 동작에서 항상 '다이아몬드 축'을 의식하자. 쉽지는 않지만 이것만으로 특별한 운동을 하지 않아도 충분한 운동량을 얻을 수 있다.

다이아몬드 축을 의식하자!

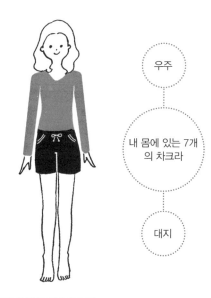

우주

내 몸에 있는 7개의 차크라

대지

대지와 우주, 그리고 내 몸이 일직선이 된 상태로!

7개의 차크라와 우주, 대지가 일직선으로 이어지면 에너지가 충만해진다. 이렇게 똑바로 선 상태를 늘 유지한다면 특별한 운동 없이도 신진대사가 원활해진다.

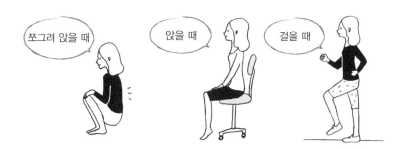

쪼그려 앉을 때

앉을 때

걸을 때

숨은 들이마시는 것보다
내쉬는 데 집중한다

효과

1. 내쉬는 숨이 얕으면 긴장상태가 지속적으로 이어진다. 집중해서 천천히 길게 내뱉으면 몸과 마음이 이완되고 편안해진다.
2. 숨을 깊이 내뱉으면 자연히 몸에 필요한 만큼 산소가 들어온다.
3. 숨을 천천히 내쉬면 부교감신경이 활성화되어 긴장이 풀리고 마음이 편안해진다. 혈액순환이 좋아져서 몸이 따뜻해진다.

숨을 천천히 내쉬면 긴장이 풀리고 편안해진다.

가슴이 두근거리거나 긴장하면 숨을 쉬는 것을 잊는다. 누구나 그런 경험을 한 적이 있을 것이다. 호흡은 자율신경의 움직임이므로 우리는 호흡을 하려고 의식하지 않아도 자연스럽게 할 수 있다. 그리고 숨을 들이마시는 것은 교감신경, 내뱉는 것은 부교감신경의 작용이다. 그래서 긴장하거나 스트레스를 받는 등 전투 스위치에 불이 들어왔을 때는 숨을 지나치게 들이마셔서 과호흡을 일으키거나 숨이 멈추기도 한다.

편안함을 느끼고 싶을 때는 내뱉는 숨을 의식하기 바란다. 확실히 다 내뱉으면 자연히 필요한 만큼 숨을 들이마시게 된다.

올바른 호흡법

> 숨을 모조리 내뱉는다.
>
> ⋮
>
> 부교감 신경이 활성화된다.
>
> ⋮
>
> 몸이 따뜻해지고 마음이 편안해진다.

천천히 내뱉는다.

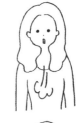

기본은 복식호흡이다. 코로 들이마신 숨을 입으로 천천히 내뱉는다. 이때 하복부의 힘을 빼듯이 배 전체를 몸 쪽으로 당기면서 내뱉자.

힘껏 들이마신다.

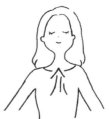

하복부에 힘을 넣고 코로 힘껏 들이마신다. 이때 어깨가 올라가지 않도록 주의한다. 어깨의 힘을 빼고 편안한 상태에서 하자.

하루 1만 보를 목표로 걷는다

효과

1. 적당한 속도로 걸으면 혈액순환이 좋아지고, 산소가 온몸에 골고루 퍼진다.
2. 식사 후에 걸으면 에너지가 효율적으로 소비되므로 살이 잘 찌지 않는다.
3. 느긋하게 걷지 말고 최대한 빠른 걸음으로 힘차게 걸어야 효과가 좋다.

걷기로 에너지 대사를 높이면 혈류도 증가된다.

가벼운 유산소 운동 중 가장 먼저 떠오르는 것이 워킹이다. 특별한 도구도 필요 없고 돈도 들지 않는다. 간단한 집안일을 하고 집 근처에서 장을 보는 사람은 하루 평균 4,000보 정도 걷는다고 한다. 1만 보를 걸으려면 그보다 2배 이상 움직여야 한다. 시간으로 계산하면 1시간에서 1시간 반 정도 걸리므로 의식하지 않으면 달성하기 어려울지도 모른다.

전철로 출퇴근하는 사람은 1정거장 전에 내려서 걷는 것도 좋은 방법이다. 걸을 때는 최대한 빠른 걸음으로 힘차게 나아가자. 특히 식사 후에 유산소 운동을 하면 에너지 대사가 활발해지므로 다이어트를 신경 쓰는 사람은 꼭 한번 시도해보자.

워킹의 효과와 요령

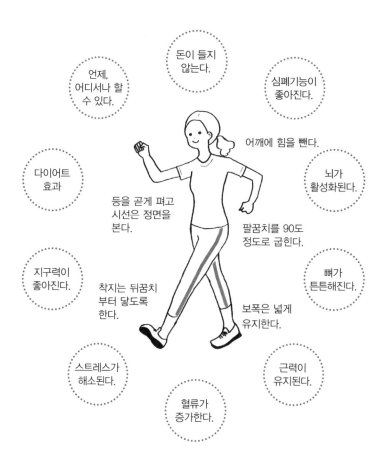

돈이 들지 않는다.

언제, 어디서나 할 수 있다.

심폐기능이 좋아진다.

어깨에 힘을 뺀다.

다이어트 효과

뇌가 활성화된다.

등을 곧게 펴고 시선은 정면을 본다.

팔꿈치를 90도 정도로 굽힌다.

지구력이 좋아진다.

뼈가 튼튼해진다.

착지는 뒤꿈치부터 닿도록 한다.

보폭은 넓게 유지한다.

스트레스가 해소된다.

근력이 유지된다.

혈류가 증가한다.

하루에 딱 10번만
스쾃을 한다

효과 ━━━━━━

1. 대근육인 허벅지 근육을 단련하면 지방이 잘 연소되는 몸이 된다. 몸이 따뜻해지고 혈류도 증가한다.

2. 근육을 만드는 무산소 운동 중에서도 스쾃은 특히 효과가 좋다.

3. 하반신을 단련하면 엉덩이가 쫙 올라간다.

간편하면서도 효과는 엄청난 스쾃

근육량을 늘리는 대표적인 무산소 운동에는 팔굽혀펴기, 복근운동, 등근육운동 등이 있다. 그중에서도 추천하는 것이 스쾃이다. 간편하면서도 효과는 엄청나다.

근육량을 늘려서 몸을 따뜻하게 하자.

스쾃은 허벅지 앞뒤의 근육과 엉덩이 근육 등 여러 하반신 근육을 한 번에 단련할 수 있다. 무산소 운동이므로 소비되는 칼로리는 많지 않지만, 근육량을 늘려서 지방이 연소되기 쉬운 몸을 만들어준다. 우선 하루에 딱 10번씩만 시도해보자. 1주일만 해보아도 변화를 느낄 것이다.

올바른 스쾃 자세

1. 팔을 앞으로 쭉 뻗고 선다.

다리는 어깨너비보다 주먹 2개만큼 더 넓게 벌리
고, 팔을 앞으로 쭉 뻗는다. 발가락 끝은 조금 바
깥쪽을 향한다. 팔은 가슴 앞에서 팔짱을 끼거나
머리 위로 올려도 된다. 숨을 들이마신다.

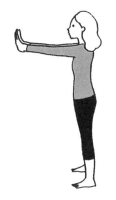

2. 허벅지가 바닥과 평행하게 되도록 상반신을 내린다.

등을 곧게 펴고 숨을 내쉬며 천천히 허리를 내린
다. 등은 꼿꼿하게 세운다. 이때 무릎이 발가락 끝
보다 앞으로 나가지 않도록 주의한다. 넓적다리가
바닥과 평행해졌다면 1~2초 멈췄다가 제자리로
돌아간다.

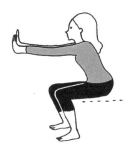

1시간에 1번씩
몸을 펴준다

효과

1. 압박되어 있던 혈관을 풀어주어 혈액순환이 좋아진다.
2. 같은 자세를 계속 유지하면 몸이 붓고 뻐근해진다. 몸을 펴주면 근육도 풀린다.
3. 스트레칭을 자주 하면 행복 호르몬인 엔도르핀이 분비되고 전체적으로 컨디션이 좋아진다.

혈류를 압박하면 온몸에 통증이 온다.

오랜 시간 같은 자세로 있는 사람은 아무래도 근육이 뻐근해지고 몸이 잘 붓는다. 혈관이 오래 압박받으면 유연성이 떨어지고, 혈액순환 자체가 잘 안 되기 때문이다.

기분 좋은 느낌이 컨디션 회복의 첫걸음

사무실 책상에 앉아 일을 하는 사람은 마음대로 일어서서 돌아다닐 수 없으므로 뻐근하고 쑤셔도 참는 경우가 많다. 하지만 적어도 1시간에 1번씩은 스트레칭을 해야 한다. 혈액순환이 좋아지면 엔도르핀이 분비되어 기분이 좋아질 뿐 아니라 컨디션까지 회복된다.

기지개를 켜기만 해도 이렇게 달라진다

서 있을 때

다리를 어깨너비로 벌리고 숨을 들이마시면서 양팔을
위로 올린다. 그 상태로 숨을 잠깐 멈추고 상반신을
위로 쭉 올려 뻗는다. 숨을 내쉬면서 힘을 빼고 원래
상태로 돌아온다.

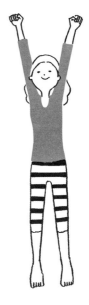

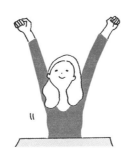

앉아 있을 때

체중을 의자의 등받이에 싣고 숨을 들이마시면서 양팔을 올리고 상반신을 뒤
로 젖힌다. 잠깐 숨을 멈추고 상체의 근육을 위로 쭉 뻗어 올린다. 몸이 완전
히 펴지면 숨을 내쉬면서 원래 상태로 돌아온다.

스트레칭의 효과

1. 에너지가 온몸에 골고루 퍼진다.
2. 하품이 심호흡으로 바뀐다.
3. 근육의 긴장이 풀려 편안해진다.
4. 집중력이 높아진다.
5. 혈액순환이 원활해져 뭉침과 뻐근함을 예방한다.

텔레비전을 보면서
할 수 있는 정지운동

효과

1. 딱 7초 동안만 힘을 주는 근육운동으로 쉽고 간단하다.

2. 다른 운동으로는 단련하기 어려운 속근육 단련에 특히 효과가 좋다.

3. 근육 단련으로 혈액이나 림프의 흐름이 원활해진다. 전신의 피로해소 를 돕는다.

텔레비전 볼 때는 무조건 정지운동을 하자.

집에서 텔레비전을 보고 있을 때 그저 멍하니 있는가? 그 시 간이야말로 혈액순환을 원활하게 할 최고의 기회다. 정지운동은 텔 레비전을 보면서 할 수 있어서 누구나 쉽게 할 수 있다.

움직이지 않고 힘을 주기만 하면 되는 간단한 근육운동

일반적으로 근육운동은 부하를 주어 근육량을 늘리는데, 움 직임 없이 힘을 주며 정지하는 방법도 있다. 다음 페이지에서 3가지 방법을 소개하는데, 각각 7초 동안만 움직이지 않고 힘을 주면 된다. 텔레비전에 집중하고 싶다면 광고가 나오는 사이에 해도 충분하다.

해보면 효과에 깜짝 놀라는 정지운동 베스트 3

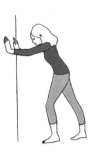

서서 벽 밀기

벽에 손을 대고 다리를 앞뒤로 벌린다. 천천히 호흡
하면서 강한 힘으로 벽을 민다. 7초간 민 후에 왼발과
오른발의 위치를 바꾸어 다시 민다. 7초씩 좌우 2번
을 1세트라고 했을 때 총 3세트 한다.

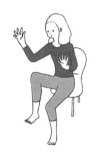

의자에 앉아서 제자리걸음

의자에 앉아서 등을 곧게 펴고 오른손과 왼발을 동시
에 든다. 그대로 7초간 유지한다. 손은 얼굴 옆까지,
다리는 바닥에서 20cm 위까지 들자. 반대쪽도 한다.
7초씩 좌우 2번을 1세트라고 했을 때 8세트 한다.

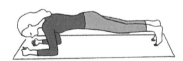

바닥에 엎드려 플랭크

바닥을 보고 엎드린 후 손은 가볍게 주먹을 쥔다. 몸을 들어 팔꿈치, 발가락
끝으로 지탱한다. 머리부터 발까지 수평으로 일직선이 되도록 유지한다. 허
리, 엉덩이가 위로 올라가거나 아래로 내려가면 효과가 떨어진다.
그대로 7초간 유지한다. 5세트 한다.

다리 흔들기로
피로를 물리친다

효과

---

1. 다리를 흔들기만 해도 혈액순환이 좋아진다.
2. 등이나 고관절, 요추 안을 지나가는 자율신경에 진동이 전해져서 부교감신경이 활성화된다.
3. 부교감신경이 활성화되면 몸과 마음의 긴장이 풀리고 동시에 혈류가 증가한다. 피로회복 효과가 있다.

부교감신경의 스위치를 켜야 몸도 마음도 쉴 수 있다.

스트레스나 운동부족 등으로 자율신경이 흐트러지면 쉽게 피로해지고 병에 잘 걸린다. 그럴 때는 교감신경이 우위인 경우가 많은데, 의식적으로 부교감신경을 활성화시킬 필요가 있다.

자율신경을 바로잡아서 혈액순환도 개선한다.

누워서 발목을 흔들거나, 발을 위로 들고 다리 전체를 흔들어보자. 모세혈관을 진동시켜서 '모관운동'이라고도 부른다. 다리를 떨면 그 진동이 뼈 내부에 있는 자율신경에 전해져서 정상적인 흐름을 되찾아준다. 또한 말단의 모세혈관을 자극하면 온몸의 혈류도 개선된다. 의자에 앉아서 다리를 떠는 것도 보기에는 안 좋지만 건강에는 효과가 있다.

다리 흔들기 체조

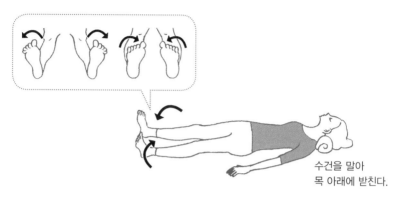

수건을 말아
목 아래에 받친다.

다리를 바닥에 놓고 흔드는 법

바닥에 등을 대고 누워서 다리를 어깨너비로 벌린다. 양 발끝을 바깥쪽으로
벌리고 안쪽으로 모으기를 반복한다. 리드미컬하게 3분 정도 반복한다.

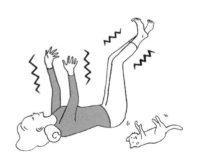

다리를 위로 올리고 흔드는 법

바닥에 등을 대고 누워서 양손과 양발을 수직으로 든다. 그 상태로 양손, 양
발을 덜덜덜 떤다. 아침저녁으로 2~3분씩 꾸준히 하면 혈액순환에 큰 도움
이 된다.

다리를 뻗고
4자 모양으로 비틀기

효과

1. 상반신을 비틀면 틀어진 골반과 척추를 서서히 바로잡을 수 있다.
2. 간이 자극을 받으면 간기능이 회복되어 해독이 활발해진다.
3. 독소가 잘 분해되면 전신의 혈액이 깨끗해진다.

간을 마사지할 수 있는 궁극의 비틀기

바닥에 앉아 다리를 뻗고 상반신을 4자 모양으로 비틀면 근육을 효과적으로 풀 수 있다. 뿐만 아니라 이 스트레칭은 손이 직접 닿지 않는 간까지 마사지할 수 있다. 간은 체내에 쌓인 독소를 처리하고 배출하는 기관인데, 불규칙한 생활패턴이나 과로, 몸에 해로운 음식 섭취 등으로 쉽게 피로해지는 곳이기도 하다. 스트레칭을 통해 정기적으로 간을 마사지해주면 간기능을 회복할 수 있다. 간이 회복되면 피로도 쉽게 풀린다.

간은 몸통의 오른쪽에 있으므로 오른쪽으로 비틀 때 수축하고 왼쪽으로 비틀 때 펴진다. 머릿속으로 간을 의식하면서 스트레칭을 하면 확실히 효과가 배가된다. 비틀기를 지속하는 동안 좌우가 틀어진 골반이나 척추의 불균형도 바로잡을 수 있다.

4자 모양 몸통 비틀기

1. 왼쪽 무릎을 세우고 앉아 발을 교차한다.

바닥에 앉아서 발을 앞으로 쭉 편다. 왼쪽
무릎을 세우고 오른쪽 무릎 바깥쪽에 왼발
을 놓는다. 이때 등이 구부러지지 않도록
주의한다.

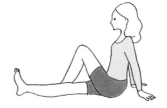

2. 왼쪽으로 상반신을 비튼다.

왼쪽 무릎에 오른쪽 팔꿈치를 대고 누르면
서 상반신을 왼쪽으로 비튼다. 왼쪽 손으로
등 뒤쪽 바닥을 짚는다. 10초간 유지한다.

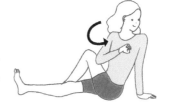

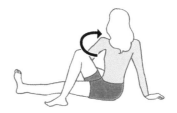

3. 오른쪽 무릎을 세우고 오른쪽으로 상반신을 비튼다.

다시 앞으로 돌아와 오른쪽 무릎을 세우고 왼쪽 무릎 바깥쪽에 오른발을 놓
는다. 상체를 오른쪽으로 비틀고 10초간 유지한다. 좌우 1회씩 비트는 것을
1세트라고 했을 때, 20세트 정도 하면 효과적이다.

욕조 안에서
물장구치기

효과

1. 욕조에서 하는 운동은 수압에 의해 피부가 자극되고 혈류가 좋아져 효과가 배가된다.
2. 몸이 따뜻해지므로 에너지 소비량도 늘어난다. 단시간이지만 다이어트 효과가 높다.
3. 욕조에 들어가 있는 동안 하면 되니까 따로 시간을 내지 않아도 된다.

몸이 따뜻해진 상태에서 하면 운동효과가 높아진다.

욕조에서 하는 운동은 몸이 따뜻해진 상태에서 하는 데다 물에 따른 부하가 있기 때문에 효과가 좋다.

배에 힘을 주고 다리를 움직이면 복부와 다리가 탄탄해진다.

욕조에서 발을 동동거리며 움직이기만 하면 된다. 배에 힘을 주어 등을 곧게 펴고, 다리를 전체적으로 움직여본다. 욕조가 좁다면 무릎을 세운 채로 좌우로 움직여도 충분하다. 1가지 동작이 지겹다면 욕조 가장자리에 앉아서 발로 물을 차는 연습도 조합해서 해보자.

욕조에서 하는 물장구 운동

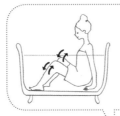

욕조가 좁은 경우, 무릎을 세우고 안쪽으로 오므리고 바깥쪽으로 벌리길 반복한다. 물이 무릎 위까지 채워져 있다면 물의 저항 때문에 운동효과가 커진다.

물장구 20번

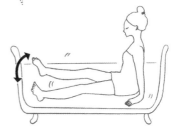

욕조에 들어가 앉아서 다리를 편다. 등을 곧게 펴고 배에 힘을 주면서 다리 전체를 움직여 물장구를 친다. 발이 수면 위로 나오지 않도록 유의한다.

발 돌리기 좌우 20번씩

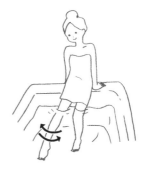

욕조 가장자리에 앉아서 무릎까지 담근다. 오른발을 반시계방향으로 20번 돌리고, 시계방향으로 20번 돌린다. 왼발도 똑같이 한다.

자기 전에 하면 좋은
옆구리, 허벅지 스트레칭

효과

1. 체내에 혈액순환이 활발해지면 피로물질이 쉽게 배출된다. 말단의 체온이 완만하게 올라가 손발이 찰 때 해도 좋다.
2. 갈비뼈 사이를 열면 호흡을 깊게 할 수 있어 수면의 질이 올라간다.
3. 몸과 마음의 긴장을 풀어주는 스트레칭이므로, 졸리면 그대로 잔다.

자기 전에 스트레칭을 하면 피로회복이 빨라진다.

매일 바쁘게 지내다 보면 자율신경에 이상이 생긴다. 불면증 등은 그 대표적인 증상인데, 그럴 때 해보면 좋은 것이 '자기 전 스트레칭'이다. 자율신경을 안정시켜 숙면하게 도와준다.

뻐근한 근육도 풀리고 우울한 기분도 풀린다.

굳어진 근육을 스트레칭으로 풀어주자. 근육과 함께 기분도 풀어질 것이다. 수면의 질이 향상되므로 피로가 쉽게 풀리고, 피부미용, 다이어트에도 도움을 준다.

자기 전에 하면 좋은 스트레칭

허벅지 앞쪽 늘리기

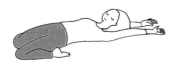

무릎을 꿇고 앉은 상태에서 천천히 상반신을 뒤로 젖혀 바닥에 눕는다. 양팔을 머리 위로 뻗어 바닥에 내려놓고 숨을 내쉬면서 30초 동안 유지한다. 누운 채로 잠시 쉬었다가 양 무릎이 서로 떨어지지 않도록 의식하면서 30초씩 3번 반복한다.

누워서 무릎 껴안기

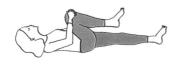

등을 바닥에 대고 똑바로 눕는다. 오른쪽 무릎을 양팔로 감싸고 숨을 내쉬면서 10초간 유지한다. 왼쪽도 똑같이 한다. 좌우 1번씩 껴안기를 1세트라고 했을 때 5세트 한다.

몸통 비틀어 옆구리 늘리기

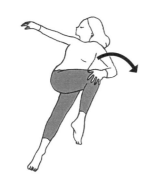

누워서 두 팔을 양옆으로 넓게 펼친다. 오른쪽 무릎을 굽히고 그 위에 왼손을 올린 뒤 숨을 내쉬면서 몸통을 비튼다. 얼굴을 오른쪽으로 돌린 채 몸통을 비틀면서 10초 동안 유지한 뒤 왼쪽도 같은 방법으로 한다. 좌우 1번씩 비틀기를 1세트라고 했을 때 5세트 한다.

감동적인 영화를
보며 운다

효과

1. 눈물을 흘리면 뇌의 긴장이 풀려서 편안해진다.
2. 부교감신경을 자극하면 림프구가 증가하고 면역력이 높아진다.
3. 평소보다 흥분한 상태가 되어 체온이 올라가고 혈액순환이 좋아진다.

'감동의 눈물'은 수면과 비슷한 회복효과

'감동'은 인간처럼 고도의 지성이 있는 생물만이 가진 특징이다. 눈물을 흘릴 때는 뇌 중앙의 전두전야가 급격하게 활성화되는데, 이것은 특히 공감에 관계된 부분으로 부교감신경을 활성화시켜 눈물샘을 자극한다.

부교감신경은 통상 자고 있을 때 활발해지지만, 감동의 눈물을 흘릴 때는 깨어 있는데도 부교감신경이 작용하는 특수한 상태다. 이것은 하룻밤 푹 잔 것과 비슷한 정도의 휴식과 이완 효과가 있다고 알려졌다. 우리는 감동하거나 슬프고 기쁠 때 눈물이 나도 꾹 참는 경우가 많은데, 울 수 있을 때 펑펑 울자. 감동의 눈물은 몸과 마음을 건강하게 해준다. 감동적인 책을 읽는 것도 추천한다.

눈물을 흘리면 분비되는 호르몬

코르티솔cortisol

스트레스를 느꼈을 때 분비되는 호르몬으로, 혈압이나 혈당치를 상승시켜 싸움 혹은 도망에 대비한다.

부신피질 자극 호르몬ACTH

불안감이나 스트레스를 느끼면 뇌의 시상하부에서 분비된다. 이에 따라 코르티솔이 분비된다.

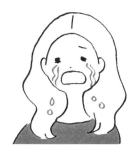

프로락틴prolactin

배란을 억제하는 호르몬. 스트레스 상태가 이어지면 자율신경이 불안정해져 프로락틴의 분비량이 증가하기도 한다. 공격성, 적대감이 높아진다.

눈물을 흘리면 왜 좋을까?

1. 통증을 완화한다.
2. 스트레스 물질을 배출시킨다.
3. 편안한 기분을 느끼게 해준다.
4. 면역력이 높아진다.
5. 혈액순환이 좋아진다.

괴로울수록
웃으려고 애쓴다

효과

1. 웃으면 스트레스 호르몬인 코르티솔의 분비량이 줄어들고 행복한 기분이 된다.
2. 부교감신경이 활성화되어 마음이 편안해진다. 그러면 자연스럽게 호흡도 깊어져서 온몸의 혈액순환이 좋아진다.
3. 종양세포를 죽이는 NK세포natural killer cell가 활성화된다. 면역력이 향상되어 병에 잘 걸리지 않는 체질이 된다.

기분이 침울할 때도 웃으면 즐거워진다.

젊은 사람도 하루에 3,000~5,000개 정도의 암세포가 생겨난다는 것을 아는가? 그래도 암으로 발전하지 않는 것은 우리 몸에 있는 면역세포가 지켜주기 때문이다. 면역세포는 스트레스가 많으면 기능이 떨어진다고 한다.

웃으면 간뇌에 흥분이 전해지는데, 이 간뇌는 면역기능을 담당하고 있다. 웃으면 면역세포가 활성화되는 것이다. 또한 무리하게 억지로 웃어도 뇌는 그것을 진짜 웃음으로 착각해서 즐겁다고 인식한다. 따라서 괴로울 때야말로 웃어야 하는 때다. 가짜 활기가 진짜 활기를 가져다주는 셈이다. 친구와 수다를 떠는 것도 면역세포 활성화에 효과가 있다.

큰 소리로 웃자!

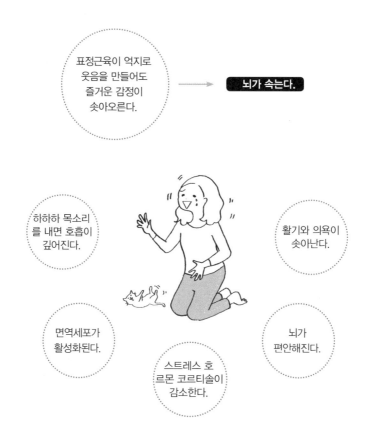

표정근육이 억지로 웃음을 만들어도 즐거운 감정이 솟아오른다.

→ **뇌가 속는다.**

하하하 목소리를 내면 호흡이 깊어진다.

활기와 의욕이 솟아난다.

면역세포가 활성화된다.

스트레스 호르몬 코르티솔이 감소한다.

뇌가 편안해진다.

명상으로 머릿속을
비우는 시간을 만든다

효과

1. 자기 자신을 살펴보고 다독이는 것은 자신을 소중히 여기는 첫걸음이다.
2. 조용히 호흡에만 집중하면 부교감신경이 활성화된다.
3. 호흡이 깊어지고 혈액순환도 좋아져 체내에 산소가 고루 전달된다.

매일 꾸준히 명상을 하면 기억력과 집중력이 향상된다.

명상은 눈을 감고 의식을 안정시키는 일이다. 방법은 여러 가지가 있지만, 어떤 방법을 선택해서 하든 호흡이 안정되고 잡념이 사라진다. 명상하는 사람의 뇌파를 측정하면 편안한 상태에서 나오는 특유의 알파파가 많이 나타난다. 또한 명상을 매일 꾸준히 하면 기억을 담당하는 해마의 회백질이 증가한다는 연구결과도 있다. 그래서 사고력과 집중력이 높아지는 것이다. 처음 명상을 하면 제대로 집중하지 못할 수도 있다. 그럴 때는 숨을 들이마시고 내뱉는 일에만 의식을 모아보자. 편안함을 느끼는 자세로 시도해보면 된다.

하루 3분 명상으로 머릿속을 비운다

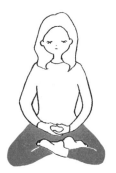

머리를 조금 앞으로 숙이고 눈을 감는다.

손바닥을 포개고 엄지끼리 맞댄다.

앉아서 명상하기

책상다리하고 앉아 어깨의 힘을 빼고 편안한 상태를 취한다. 눈을 감고 코로 3초 동안 숨을 들이마신 뒤 3초간 멈춘다. 그러고 나서 4~6초에 걸쳐 천천히 내쉰다. 호흡에 집중하며 3분간 유지한다. 코로 들이마시고 입으로 내뱉는 복식호흡이 기본이다. 가장 중요한 포인트는 호흡에만 집중하는 것이다.

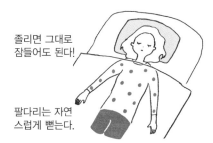

졸리면 그대로 잠들어도 된다!

팔다리는 자연스럽게 뻗는다.

누운 상태로 명상하기

등을 바닥에 대고 반듯하게 누워서 팔다리에 힘을 뺀다. 앉아서 하는 명상과 마찬가지로 코로 들이마시고 입으로 내쉰다. 졸음이 온다면 억지로 깨려고 하지 말고 그대로 잠들어도 된다.

감귤류 아로마를
활용한다

효과

1. 혈액순환을 촉진해서 냉증과 붓기를 해소한다.
2. 교감신경을 활성화해서 졸음을 쫓아준다. 집중력이 흐트러질 때도 효과적이다.
3. 신진대사를 활발하게 해주고 소화를 촉진시킨다. 지방을 연소시켜 다이어트 효과도 얻을 수 있다.

기분을 고양시켜주고 작업효율을 올린다.

식물이 지닌 향기는 사람의 마음을 편안하게 해주고 기분을 전환시키는 효과가 있다. 향기 성분이 인간의 본능을 담당하는 대뇌변연계에 전해지면 자율신경이 안정되기 때문이다.

그중에서도 특히 추천하는 것이 감귤류 아로마 향이다. 싱싱하고 상쾌한 향기가 교감신경을 자극하며 마치 뇌의 스위치를 켠 것처럼 집중력과 기억력을 높여준다. 업무나 가사 등의 효율을 올리고 싶을 때도 활용해보자. 낮에 활동량이 많아지면 밤에 자연스럽게 깊게 잠들 수 있다. 향기 성분이 코의 점막을 통해 체내로 들어가 작용하므로 천연 성분의 아로마를 이용해야 한다.

기분을 상쾌하게 바꿔주는 감귤류 아로마

오렌지

꽃은 네롤리라고 한다. 편안함을 주는 효과가 높고 짜증 나는 기분을 진정시켜 긍정적인 마음을 갖도록 돕는다. 위장의 기능을 바로잡는 작용도 한다.

레몬

기분을 상쾌하게 하고 기억력과 집중력을 높인다. 살균효과가 있어 균이나 바이러스에 대항할 수 있다. 감염증 예방에도 효과적이다.

그레이프프루트

불안이나 긴장을 풀어주고 기분전환에 도움이 된다. 혈액이나 림프의 흐름을 촉진해서 노폐물을 배출하고 붓기를 없애준다. 지방 연소에도 효과가 있다.

베르가모트

기분을 진정시키고, 스트레스에 의한 과식, 식욕부진, 메스꺼움에도 효과를 발휘한다. 얼그레이 홍차에도 사용된다.

레몬밤

항우울 효과, 감정을 안정시켜주는 효과가 있다. 진통 효과가 높고, 어깨 결림이나 요통, 생리통 등도 완화해준다.

레몬그라스

지친 마음을 치유하면서 기분을 고조시키고 활기를 준다. 진통 효과가 있어 어깨 결림이나 허리 통증을 완화해준다.

잠들기 1시간 전에는
반드시 스마트폰을 끈다

효과

1. 스마트폰 액정을 멀리하면 눈 주위의 근육피로가 풀리고 눈가의 혈류가 좋아진다.
2. 멜라토닌의 생성이 원활해져서 체내시계가 정상화된다.
3. 뇌는 한 번 흥분하면 진정되기까지 2~3시간이 걸린다. 잠들기 2시간 전부터 스마트폰을 끄고 방을 어둑어둑하게 하면 수면의 질이 향상되고 피로가 쉽게 풀린다.

눈을 혹사시키면 다양한 트러블이 생긴다.

스마트폰이나 태블릿PC, 컴퓨터 화면에는 '블루라이트'라고 불리는 빛이 많이 포함되어 있다. 파장이 짧은 가시광선의 일종으로 장시간 노출되면 몸에 다양한 영향을 미친다. 가장 위험한 것은 눈에 미치는 영향이다. 블루라이트는 물체를 선명하게 보게 해주는데, 밤에는 홍채가 커지기 때문에 너무 많은 양의 빛이 들어와 망막과 망막 내 시세포가 손상될 수 있다.

또한 블루라이트는 멜라토닌이라는 수면 호르몬의 분비를 억제한다. 그래서 스마트폰을 보고 있으면 잠이 오지 않는 것이다. 스마트폰은 정신적으로 의존하게 되는 부분도 있으니 잠들기 전에는 반드시 스마트폰을 끄고 눈과 뇌를 쉬게 해주어야 한다.

블루라이트로부터 눈과 몸을 지키는 법

블루라이트란?

눈에 보이는 빛(가시광선) 중에서도 파장이 짧은 빛이다. 에너지가 강해 망막에 과도한 자극을 준다. 시세포가 손상되거나 황반변성 증상이 나타날 수도 있다.

블루라이트는 멜라토닌의 생성을 방해한다.

자연스럽게 잠들고 잠에서 깨어나는 서커디안 리듬circadian rhythm에 작용하는 수용체에 반응한다. 멜라토닌 분비를 억제해서 수면장애를 일으킨다.

눈을 혹사시킨다.

빛이 강해서 망막을 손상시킬 수 있다. 눈 주변의 근육을 혹사시켜서 혈류가 나빠지고 눈의 피로와 침침함, 통증, 시력 저하 등을 일으킨다.

잠자기 2시간 전부터 스마트폰을 치워둔다.

스마트폰은 SNS 중독처럼 정신적으로 의존하는 것도 주의해야 한다. 댓글, 메시지 등을 계속 신경 쓰는 것도 문제다. 최소한 잠들기 2시간 전에는 전원을 끄고, 잠잘 때는 베갯머리가 아닌 조금 먼 곳에 둔다. 스마트폰의 존재를 잊을 정도가 딱 좋다.

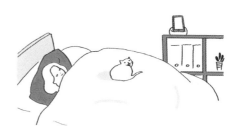

자기 전에 커튼을
조금만 열어둔다

효과

1. 해가 뜨면 조금 열어둔 커튼 사이로 빛이 들어와서 자연히 눈이 떠진다.

2. 햇빛을 적당히 받으면 밤에 부교감신경이 활성화되어 몸이 따뜻해지고 혈류가 좋아진다.

3. 일찍 자고 일찍 일어나는 규칙적인 습관을 들이면 좋은 컨디션을 유지할 수 있다.

아침 기상이 어려운 사람은 햇살의 힘을 빌려보자.

아침에 눈뜰 때 상쾌하지 않은 사람, 좀처럼 일어나지 못하는 사람은 자기 전에 커튼을 조금만 열어두자. 틈새에서 아침 햇살이 들어오면 자연히 눈이 떠진다. 인간은 본래 일출과 함께 잠에서 깨어나 해가 지면 졸음이 오게 만들어진 생물이었다. 그러나 이제는 밤에도 전깃불을 훤히 밝혀 자야 할 시간에 잠들지 못하게 되었고, 때문에 아침에도 제시간에 일어나지 못하는 악순환에 빠진 것이다. 자명종 소리에 억지로 일어나는 것이 아니라 햇빛을 받아 일어나면 좀 더 상쾌하게 눈뜰 수 있다. 그러면 밤에도 자연스럽게 졸음이 와서 수면의 질도 향상된다. 그러한 규칙적인 생활을 지속하면 점점 건강상태도 좋아질 것이다.

자연의 리듬으로 생활하는 습관을 들이자

자연의 리듬으로 생활하면 좋은 점

일출과 함께 기분 좋게 눈뜰 수 있다. 수면시간이 평소보다 조금 부족해도 일어나는 것 자체가 그렇게 괴롭지는 않다. 그러다 보면 점점 컨디션이 좋아진다.

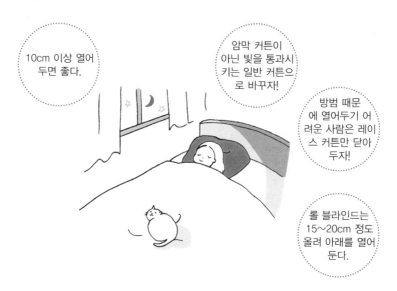

항상 감사하는 마음가짐을
갖도록 노력한다

효과

1. 항상 감사하는 마음을 가진 사람은 똑같은 스트레스를 받아도 더 원만하게 극복한다.
2. 주변에 대한 배려심이 생겨나서 인간관계가 원활해진다.
3. 감사하는 마음을 가지면 뇌의 혈류가 증가하고 의욕도 높아진다. 건강 상태도 좋아지고 업무효율도 올라간다.

감사하는 마음으로 무장한 사람은 스트레스에 강하다.

같은 말을 해도 사람마다 받아들이는 방식이 다르다. 긍정적인 사람이라면 조언이라고 느끼는 말인데, 부정적인 사람은 모욕당했다고 느끼는 경우도 있다. 매사를 부정적으로 바라보는 사람은 항상 스트레스가 가득하다. 마치 자신에게 괴로운 일만 일어나는 듯하다. 특히 일이 잘 풀리지 않을 때일수록 부정적인 마음을 품기 쉽다. 그럴 때는 의식적으로 감사하는 마음을 가지려고 노력해보자. 실제로 감사하는 마음을 가지면 뇌로 가는 혈류가 증가해서 스트레스를 덜 느끼고, 인간관계도 원활해진다. 주위 사람들에게 신뢰를 얻으면 의욕이 더욱 솟아오를 것이다.

받아들이는 방식에 따라 인생이 바뀐다

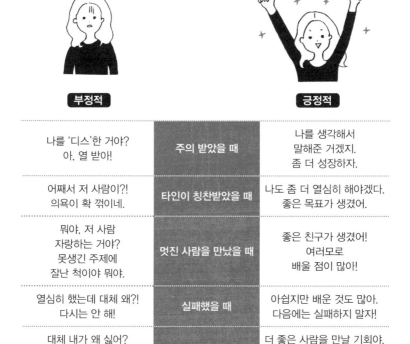

부정적		긍정적
나를 '디스'한 거야? 아, 열 받아!	주의 받았을 때	나를 생각해서 말해준 거겠지. 좀 더 성장하자.
어째서 저 사람이?! 의욕이 확 꺾이네.	타인이 칭찬받았을 때	나도 좀 더 열심히 해야겠다. 좋은 목표가 생겼어.
뭐야, 저 사람 자랑하는 거야? 못생긴 주제에 잘난 척이야 뭐야.	멋진 사람을 만났을 때	좋은 친구가 생겼어! 여러모로 배울 점이 많아!
열심히 했는데 대체 왜?! 다시는 안 해!	실패했을 때	아쉽지만 배운 것도 많아. 다음에는 실패하지 말자!
대체 내가 왜 싫어? 내가 얼마나 최선을 다했는데!	고백했다 차였을 때	더 좋은 사람을 만날 기회야. 예뻐져서 후회하게 만들어주자!

자연을 자주 접한다

효과

1. 단 40초만 녹색 식물이나 자연의 풍광을 바라봐도 집중력이 높아진다. 창문 밖이 보이지 않는다면, 책상 위에 관엽식물을 놓아두고 바라보거나, 자연의 풍경이 담긴 사진을 봐도 된다.
2. 부정적인 생각이 떨쳐지지 않을 때는, 자연을 접하며 마음을 다독인다.
3. 심신이 지쳤다면 도시에서 벗어나 한적한 곳으로 여행을 떠나자. 마음이 편안해지고 긴장이 풀린다. 그러면 자연스럽게 혈액순환이 원활해지고 활기도 되찾을 수 있다.

스트레스 받을 때는 자연을 보자.

숲속을 천천히 산책하기만 해도 스트레스 호르몬인 코르티솔이 16%나 감소한다는 연구결과가 있다. 자연을 접하면 비관적인 생각이 들 때 활발해지는 뇌의 전두전야에 혈류가 줄어든다. 그러면 자연스럽게 비관적인 생각이 줄어든다.

도시에서 살면 자연을 접할 기회가 많지 않다. 하지만 단 40초만 자연을 느껴도 기분이 전환된다고 한다. 화면보호기나 책상 위에 풍경 사진을 두거나 주변에 관엽식물을 놓아두고 종종 그것을 바라보기만 해도 효과가 있으므로 가슴이 답답할 때 시도해보자. 그리고 휴가 때는 가급적 자연을 접할 수 있는 곳으로 여행을 떠나자.

풀, 나무, 숲을 자주 보자

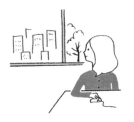

사진

바탕화면

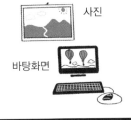

창밖을 바라본다.

밖에 가로수 등이 보인다면 창밖을 자주 바라보자. 주변에 나무가 없는 경우는 옆 빌딩에 조성된 녹지를 보기만 해도 효과가 있다.

풍경 사진을 자주 본다.

책상 앞에 예쁜 풍경 사진을 두거나, 초록빛 자연을 담은 사진을 가지고 다니자. 장시간 컴퓨터 앞에서 일하는 사람은 바탕화면을 풍경 사진으로 설정해두어도 좋다.

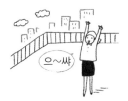

으~쌰

선인장, 다육식물도 정말 좋아!

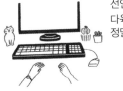

옥상이나 로비에 종종 나간다.

환경이나 미관을 위해 건물에 녹지를 만들어두는 경우가 있다. 그런 건물에서 일하는 사람은 로비나 옥상 등 풀이나 나무가 있는 곳에서 기지개를 켜보자.

관엽식물을 자주 바라본다.

관엽식물을 자주 바라보자. 사무실 곳곳에 식물을 놓아두는 회사도 있는데 주위에 큰 화분이 없을 때는 작은 선인장이나 다육식물을 책상에 놓아두고 즐기자.

깨끗한 혈액이
노화의 시계를 거꾸로 돌린다

건강서를 많이 읽거나 접해본 독자라면 몸과 마음의 건강을 지키기 위한 여러 방법에 일종의 공통점 혹은 원칙이 있다는 사실을 알 것이다. 과식, 과음하지 않고, 스트레스를 적절히 조절하며, 숙면을 취하고 배변을 잘하는 것 등 말이다. 누구나 알고는 있지만 실천하지 못해서 문제라는 점도 잘 알 것이다.

앞에서 말했듯이, 우리의 혈관은 길이가 총 9만km에 달하고, 몸속을 도는 혈액의 양은 4~6l로 체중의 8% 정도다. 그중 30%만 잃어도 죽음에 이를 수 있다. 혈액은 엄청난 길이의 혈관을 타고 온몸 구석구석을 돌며 산소와 영양분을 실어 나른다. 그래서 혈액은 세포 하나하나의 건강과 운명을 책임지는 셈이다. 이처럼 혈액과 혈관은 우리 몸을 이루는 기초요소이자, 건강을 좌우하는 중요 구성요소임에도 불구하고, 이제껏 큰 관심을 받지 못했던 것 같다.

이제까지 혈액을 깨끗하게 하고 혈액순환을 원활하게 만들기 위한 여러 방법들을 알아보았다. 이 방법들 중에 이미 실천하고 있는 것도 있을 것이고, 새롭게 알게 된 것도 있을 것이다. 중요한 것은 혈액과 혈관도 노화된다는 사실을 알고 잘 보살피고 가꾸는 것이다.

특히 여성이라면 언제 어디서나 몸을 따뜻하게 보호해 체온을 유지하고 냉증을 예방해야 한다. 몸이 차가워지면 혈관이 수축되고 혈액순환이 정체되는데, 그 때문에 몸이 더 차가워지면서 악순환에 빠진다. 피부, 모발은 물론 체형까지 겉으로 드러나는 젊음과 미모는 혈액의 상태에서 시작된다고 해도 과언이 아니다. 혈액이 깨끗해지고 순환이 잘되면 노화의 시계는 그만큼 천천히 갈 것이다.

지은이 이시하라 니나 石原新菜

　일본 나가사키에서 태어나 초등학교 2학년 때까지 스위스에서 살았다. 의대생 시절부터 의사인 아버지와 함께 자연요법을 사용하는 멕시코의 겔슨병원, 뮌헨의 시민병원, 영국의 브리스톨 캔서 헬프센터 등을 견학하며 자연의학의 기초를 닦았다. 2006년 테이쿄 대학 의학부를 졸업하고 연수 과정을 거쳐 현재는 이시하라 클리닉에서 한약 처방을 중심으로 한 진료를 하고 있다. 복대나 생강으로 몸을 따뜻하게 하는 건강법이 면역력을 키워준다는 데 착안하여 클리닉에서 하는 진료뿐만 아니라 텔레비전, 잡지, 책을 통해서도 그 건강효과를 알리고 있다. 두 아이의 엄마이기도 하다. 저서로는 《아이 체온의 비밀》 등이 있다.

옮긴이 정지영

대진대학교 일본학과를 졸업한 뒤 출판사에서 수년간 일본도서 기획 및 번역, 편집 업무를 담당하다 보니 어느새 번역의 매력에 푹 빠져버렸다. 현재는 엔터스코리아에서 출판기획 및 일본어 전문 번역가로 활동 중이다. 주요 역서로는《나는 습관을 조금 바꾸기로 했다》,《정의를 밀어붙이는 사람》,《엄마표 감정코칭》,《살찌고 싶지 않으면 몸 안의 독소를 배출하라》등 다수가 있다.